外科レジデントのための
上部消化管のベーシック手術

監修 波多野悦朗
京都大学肝胆膵・移植外科／小児外科 教授

編者 小濵和貴
京都大学消化管外科 教授

編著者 久森重夫
京都大学消化管外科 講師

編著者 角田 茂
京都大学消化管外科 講師

謹 告

本書に記載されている事項に関しては，発行時点における最新の情報に基づき，正確を期するよう，著者・出版社は最善の努力を払っております。しかし，医学・医療は日進月歩であり，記載された内容が正確かつ完全であると保証するものではありません。したがって，実際，診断・治療等を行うにあたっては，読者ご自身で細心の注意を払われるようお願いいたします。
本書に記載されている事項が，その後の医学・医療の進歩により本書発行後に変更された場合，その診断法・治療法・医薬品・検査法・疾患への適応等による不測の事故に対して，著者ならびに出版社は，その責を負いかねますのでご了承下さい。

序文

なぜ外科医をめざすのか。

安全で精確な手術のためには，縫合結紮・剥離切開・止血の技術や，術野展開における組織の取り扱いなど，確かな基本技術の習得が必須です。外科手術は結局，基本技術の積み重ねですので，皆様もその習得のためにon-the-job，off-the-job双方のトレーニングを続けていることでしょう。

また，正しい解剖認識も重要です。人体発生の過程を理解して微細な外科解剖を把握するには，頭の中で解剖認識を自分のものにしようとする継続した努力が必要です。私も，正しい剥離層の認識と，そこに剥離層がある理由を繰り返し繰り返し考えていました。頭の中で腸回転や胃の回転を何度もイメージして，なぜそこに剥離可能層があるのか，どうやって術野展開すれば外科解剖をわかりやすく認識できるのか，リンパ節郭清は発生学・解剖学的にどこまで追求すればよいのか。ヒトの組織の3次元的構造は変わることはありませんので，私たち外科医が解剖のとらえ方をより合理的なものに変えていく必要があります。がんの手術におけるリンパ節郭清・再建や，機能改善手術を正しく安全に行うために，どのようなコンセプトで手術を行うのか。外科医が解剖やコンセプトを考える時間に比例して，理解も深まるのだろうと考えています。

手術技術のトレーニングと解剖理解の深化。時間をかければかけるほど，技術は向上し，解剖理解は我々の腑に落ちます。その上達の過程はとても楽しいものです。外科医という仕事は，突き詰めるに値すると思いませんか？

本書は，上部消化管外科手術の習得をめざす若手医師のために企画・編集されました。食道・胃の発生と外科解剖，がんの手術における郭清や再建のポイント，良性疾患に対する手術のコツが，まさに現在最前線で活躍する外科医によって惜しみなく示されています。「なるほど，そういうことか！」という気づきや学びが多く得られることでしょう。

上達への道は易くはなく短くもないでしょう。しかし，この教科書で学ぶことにより，若い先生方がもっと"楽しく"上部消化管外科を修練できるようになれば，私たちにとってこんなにうれしいことはありません。

自身の技術や理解の深化とともに，外科の"楽しみ"を身をもって経験し，「外科医をめざしてよかった！」と思えるようになると信じています。

2025年1月

京都大学消化管外科 教授　小濵和貴

目次

1 食道の手術に必要な基本的な解剖・検査・画像診断 　　　奥村慎太郎 　**2**

2 胃の手術に必要な基本的な解剖・検査・画像診断 　　　畑　啓昭 　**14**

3 上部消化管手術での手術器具と使い方 　　　山本道宏 　**36**

4 食道亜全摘術①
頚部吻合 　　　角田　茂 　**48**

5 食道亜全摘術②
胸腔内吻合 (Ivor-Lewis) 　　　田中英治 　**66**

6 食道胃接合部癌に対する手術 　　　細木久裕 　**80**

7 幽門側胃切除術
——ロボット支援幽門側胃切除術 　　　坂口正純 　**92**

8 胃全摘術
——ロボット支援胃全摘術 　　　川田洋憲 　**106**

9 噴門側胃切除術
——ロボット支援噴門側胃切除術 　　　久森重夫 　**124**

10 腹腔鏡下胃部分切除術
——胃粘膜下腫瘍 (特にGIST) に対する手術 　　　前川久継 　**138**

11 胃・十二指腸潰瘍穿孔に対する腹腔鏡下緊急手術 　　　金城洋介 　**148**

12 腹腔鏡下スリーブ状胃切除術 　　　北浜誠一 　**158**

13 腹腔鏡下胃空腸吻合術 　　　吉田真也 　**168**

索 引 　**174**

執筆者一覧

監修

波多野悦朗　京都大学肝胆膵・移植外科/小児外科 教授

編者

小濵和貴　京都大学消化管外科 教授

編著者

久森重夫　京都大学消化管外科 講師

角田　茂　京都大学消化管外科 講師

執筆者（執筆順）

奥村慎太郎　京都大学消化管外科 特定病院助教

畑　啓昭　独立行政法人国立病院機構京都医療センター外科 診療科長/感染制御副部長

山本道宏　天理よろづ相談所病院消化器外科 副部長

田中英治　公益財団法人田附興風会医学研究所北野病院消化器外科 副部長

細木久裕　大阪赤十字病院消化器外科 副部長

坂口正純　京都市立病院総合外科 医長

川田洋憲　兵庫県立尼崎総合医療センター消化器外科 部長

前川久継　京都大学消化管外科/がん個別化医療開発講座 特定助教

金城洋介　独立行政法人国立病院機構姫路医療センター消化器外科 医長

北浜誠一　千船病院肥満・糖尿病内分泌センター センター長/糖尿病・減量外科 部長

吉田真也　大阪赤十字病院消化器外科 医長

外科レジデントのための

上部消化管のベーシック手術

1 食道の手術に必要な基本的な解剖・検査・画像診断

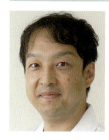

奥村慎太郎(おくむら・しんたろう)
京都大学消化管外科 特定病院助教

2008年	京都大学医学部卒業，神戸市立西神戸医療センター 臨床研修医
2010年	神戸市立西神戸医療センター 外科専攻医
2013年	大阪赤十字病院外科
2016年	京都大学消化管外科 大学院生
2020年	大阪大学微生物病研究所遺伝子生物学分野 特任研究員
2021年	京都大学消化管外科 医員
2022年	現職

解剖

食道の基本解剖（図1）

　食道は頸部，胸部，腹部と3つの領域にまたがる全長約25cmの管腔臓器で，口側は咽頭と連続し，その境界は輪状軟骨下縁，肛門側は胃と連続し，その境界は食道胃接合部と定義される。頸部から上縦隔では，食道は前方の気管，後方の椎体に挟まれて位置する。中下縦隔では，食道の前方に心囊，後方には下行大動脈が存在する。主に右横隔膜脚で形成される食道裂孔を通り，腹腔内に入った約2cmが腹部食道である（図1A）。
　食道壁は最内層から粘膜上皮（重層扁平上皮），粘膜固有層，粘膜筋板，粘膜下層，筋層と続く。食道の筋層は内輪筋と外縦筋の2層構造となっており，筋層の外側は疎性結合組織である外膜となる（図1B）。

食道周囲の注意すべき構造物

気管

　気管は食道と同様に輪状軟骨下縁から始まり，第4，5胸椎レベルで左右主気管支に分岐する。前壁から左右側壁の軟骨部は気管軟骨とそれをつなぐ輪状靱帯からなり，後壁の気管膜様部は内横層と外縦層の2層からなる気管筋（平滑筋）で構成される（図1B）。

2

食道と気管は発生学的に密接な関係にある。食道は胃と同様に前腸から発生し，気管は胎生4週頃に前腸の口側端から分岐する肺芽から発生する。前腸と肺芽の間に食道気管中隔が形成され，両者は分離されるが，その名残として食道と気管膜様部との間に食道気管筋束と呼ばれる筋肉の交通が存在する（図1B）。

> **大切なこと**
> 症例によっては食道気管筋束が発達し，食道と気管膜様部の境界がわかりにくくなっているため，その場合は慎重に剥離しましょう。

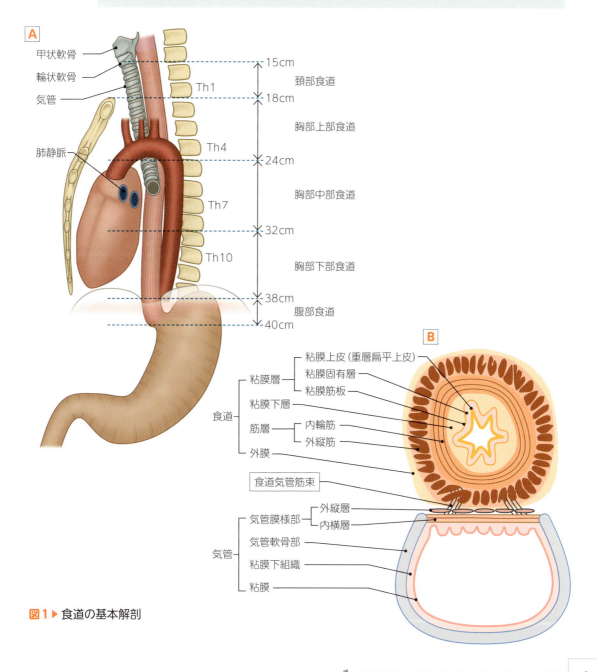

図1▶食道の基本解剖

1 食道の手術に必要な基本的な解剖・検査・画像診断　3

心嚢・下肺静脈

中下縦隔において，食道の前方には心臓，肺静脈，上下大静脈などがある。これらは心膜（心嚢）に包まれた心嚢腔というスペースに収まっている。

> **大切なこと**
> 肺門付近では心嚢腔がなくなり，心嚢直下は下肺静脈となります。肺門付近では，下肺静脈を損傷しないように注意して操作する必要があります。

食道の動脈（図2, 3）

食道を栄養する血管としては，鎖骨下動脈あるいはその分枝である下甲状腺動脈から分岐する気管食道動脈，気管支動脈の食道枝，大動脈弓から直接分岐する固有食道動脈，左胃動脈・左下横隔動脈の食道噴門枝などが挙げられる。固有食道動脈は下行大動脈の左右から分岐し，本数は症例によるが，中縦隔レベルに太い血管があることが多い。

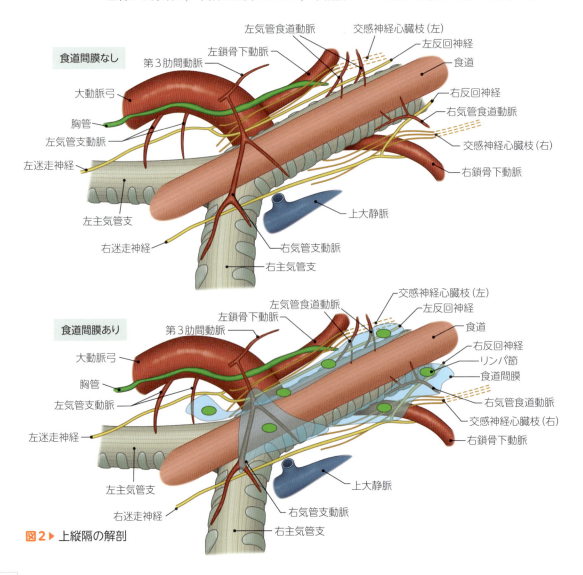

図2 ▶ 上縦隔の解剖

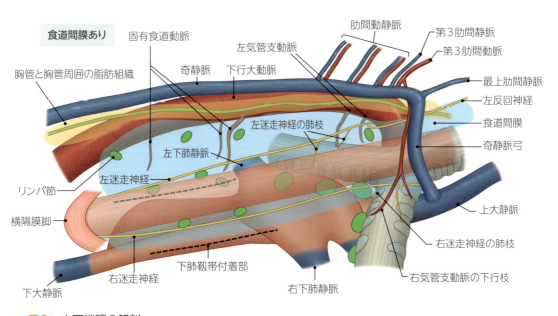

図3 ▶ 中下縦隔の解剖

> **大切なこと**
>
> 気管支動脈には右第3肋間動脈から分岐する右気管支動脈と，大動脈弓および下行大動脈から分岐する左気管支動脈があります。これらはいずれも食道枝を出しますが，気管食道動脈と気管支動脈のすべてを切離すると気管の虚血をまねく危険性があり，注意が必要です。

食道の静脈と奇静脈系の解剖（図2〜4）

　頸部から上縦隔の食道を還流する静脈は，気管食道動脈と伴走し，下甲状腺静脈を介して鎖骨下静脈に流入する。中下縦隔の食道を還流する静脈は奇静脈および半奇静脈系に流入する。奇静脈弓に食道や気管支の静脈が流入することも多い。

食道を支配する神経（図2，3）

　頸部から上縦隔の食道は気管とともに，迷走神経とその分枝である反回神経により支配される。右反回神経は右鎖骨下動脈を，左反回神経は大動脈弓を，それぞれ腹側から背側へと反回する。迷走神経は反回神経が分岐したあと，主気管支背側で肺枝を出し，さらに尾側へと延び食道を支配する。

　反回神経の外側には交感神経心臓枝がある。交感神経と迷走神経の分枝は気管分岐部の前面で心臓神経叢と前肺神経叢，後面で後肺神経叢を形成する。食道には交感神経からの分枝も入っていく。

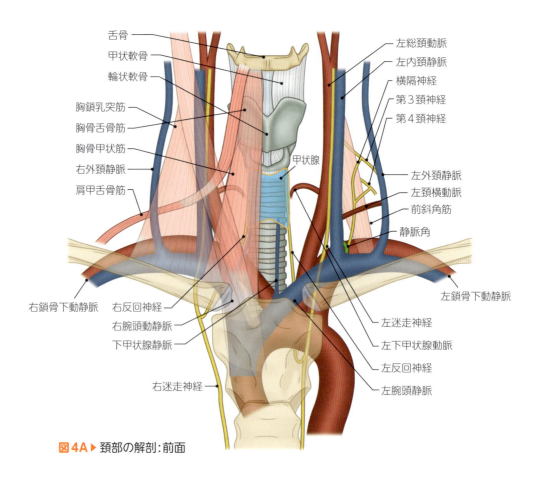

図4A ▶ 頸部の解剖：前面

> 交感神経と反回神経，いずれの神経周囲にも剥離層が存在します．初めは見えている神経がどの神経かわからなくても，神経周囲の剥離層に沿って組織を慎重に剥離することで，反回神経はおのずと同定されます．

胸管

　胸管は大動脈裂孔を通って縦隔内に入ると，下行大動脈の右後方，奇静脈の左側を上行する．そして，大動脈弓の腹側を交叉して肋間動脈と気管支動脈の共通幹の腹側を通り，左鎖骨下動脈右側に沿って後方から前方へと上行する．胸郭上口で左鎖骨下動脈と左総頸動脈の間を後ろから前へ走り，左鎖骨下静脈と左内頸静脈の合流部である静脈角に入る（図2，3，4A）．

　胸管には，左右2本ある場合（約10%），終末部付近で二分して左右の静脈角に入る場合（約3%）などのバリエーションがある[1]．

頸部郭清に必要な解剖知識（図4）

　食道癌手術の標準的な頸部郭清であるNo.101リンパ節とNo.104リンパ節の郭清に必要な解剖知識を解説する．

　頸部の皮下には広頸筋が広がっており，これを切開すると胸鎖乳突筋前面を覆う浅頸筋膜がある．胸鎖乳突筋の背側には肩甲舌骨筋があり，胸鎖乳突筋と肩甲舌骨筋の背側には中頸筋膜と呼ばれる結合組織がある．この中頸筋膜を割った背側のスペースに総頸動脈と内頸静脈が存在し，両者の間に迷走神経がある．中頸筋膜背側のスペースの総頸動脈内側がNo.101リンパ節，外側がNo.104リンパ節の領域（図4B）[2]である．

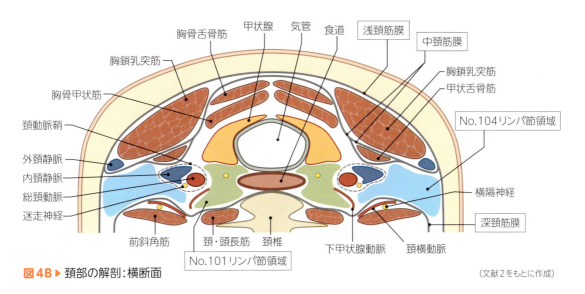

図4B ▶ 頸部の解剖：横断面

（文献2をもとに作成）

胸鎖乳突筋の内側には胸骨舌骨筋，胸骨甲状筋があり，これらを切離し，めくり上げると気管および甲状腺が現れる。左右反回神経は甲状腺の背側で喉頭へと入っていき，同レベルで下甲状腺動脈が横走することが多い。

> **大切なこと**
>
> 左反回神経は気管左側壁に沿って上行しますが，右反回神経は外側から内側へと斜めに上行し，思ったより総頚動脈の近くにあることに注意しましょう。

No.104リンパ節の郭清領域背側には深頚筋膜と呼ばれる前斜角筋前面を覆う結合組織があり，頚横動脈および横隔神経はこの深頚筋膜の背側に存在する。頚横動脈は下甲状腺動脈，肩甲上動脈とともに甲状頚動脈から分岐する動脈であり，頚部郭清では通常温存する。胃管のsuperchargeに用いられる血管でもある。横隔神経は第3~5頚神経の分枝からなり，前斜角筋前面を下り，心嚢の前外側を通って横隔膜を支配する。No.104リンパ節郭清領域の尾側端は鎖骨下静脈で，鎖骨下静脈から分岐する外頚静脈は郭清外側縁の目安となる。

> **大切なこと**
>
> 左側のNo.104リンパ節郭清領域の内側尾側端には，静脈角に入る胸管があり，損傷しないように注意する必要があります。

食道間膜

食道も消化管のひとつであり，血管やリンパ節を含む脂肪組織が疎性結合組織で覆われた間膜様構造が存在する。頚部から上縦隔では，食道と気管が共通の間膜を形成し，気管食道動脈の末梢枝が間膜内を走行する[3]。反回神経は間膜の外側寄りを走行し，食道および気管に枝を出す（**図2**）。

中下縦隔では左右迷走神経が食道間膜の外側縁となり，腹側は心嚢との間が境界となる。食道と心嚢の間には，No.107，No.109リンパ節およびNo.111，No.112pulリンパ節を郭清する心嚢寄りの剥離層と，これらのリンパ節を温存する食道寄りの剥離層が存在し，郭清範囲に応じて剥離層を選択する。胸管周囲の脂肪組織には肉眼的および組織学的に膜状の結合組織が存在する。下縦隔の食道間膜左右には下肺間膜が，腹側には横隔膜上リンパ節を含む脂肪組織が付着しており，その頭側端は下肺静脈である（**図3**）。

検査と画像診断

上部消化管内視鏡検査（図5）

食道癌の検出および深達度診断に必須の検査である。

食道表在癌の診断

食道表在癌（図5A）は，白色光観察で発赤や表面のわずかな凹凸，血管透見の消失などを手がかりにして検出され，narrow band imaging（NBI）観察ではbrownish areaとして検出される。

ヨード染色は，食道表在癌を不染帯として描出し，病変検出だけでなく範囲診断にも有用である。ヨード染色のあとに不染帯の一部が元の病変の色に戻り，サーモンピンクを呈するpink color signは，食道癌を強く疑う所見である。

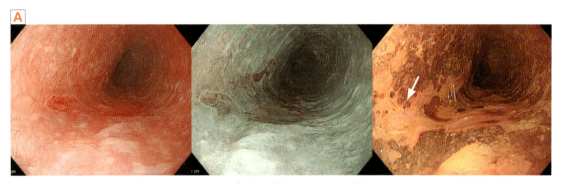

深達度MM（粘膜筋板）の表在癌。NBIにより病変が顕著に描出される。ヨード染色でpink color sign陽性（矢印）。

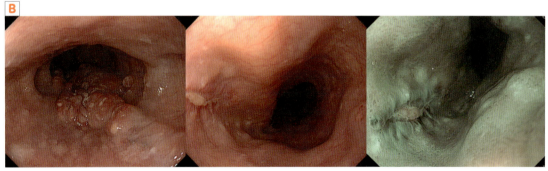

切歯33〜39cmの下部食道に多房性の腫瘍あり（左）。また，切歯25cmの胸部上部食道に潰瘍性病変を認め，生検ではGroup1であったが壁内転移が疑われた（中央，右）。術前化学療法後に手術を施行した。病理組織診の結果，壁内転移であった。

図5 ▶ 食道癌診断の内視鏡検査

深達度診断

深達度診断は，手術あるいは内視鏡治療のどちらを適応とするかの判断をする上で重要である．拡大内視鏡で観察される血管や表層構造の変化は，食道表在癌の微小浸潤の診断に有用であることが知られており，日本食道学会から拡大内視鏡分類が提唱されている（表1）[4]．必要に応じて超音波内視鏡も考慮するが，超音波内視鏡の拡大内視鏡に対する正診率の上乗せ効果は明らかになっていない[5]．

進行癌では，内腔狭窄の有無の確認も臨床上重要である．また，壁内転移（図5B）の有無や重複する表在癌の検索も重要である．

表1 ▶ 日本食道学会の拡大内視鏡分類

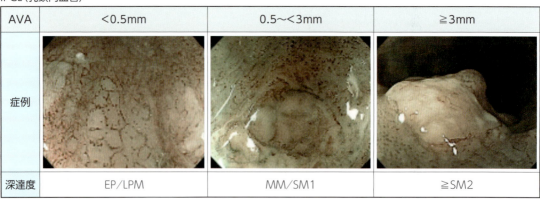

EP：粘膜上皮，LPM：粘膜固有層，MM：粘膜筋板，SM：粘膜下層，AVA（無血管領域）：タイプB血管で囲まれた無血管もしくは血管がまばらな領域

付記1：不規則で細かい網状（reticular：R）血管を認めることがあり，低分化型，INFc（境界不明瞭），特殊な組織型を示す食道癌のことが多いため，Rと付記する．
付記2：brownish areaを構成する血管と血管の間の色調をinter-vascular background coloration（血管間背景粘膜色調）と称する．
INF：浸潤増殖様式

（内視鏡画像：文献4より引用）

CT検査（図6）

　原発巣の部位の同定，気管・大動脈・肺静脈など周囲構造物への浸潤の有無，リンパ節転移および遠隔転移の有無の評価に有用である（図6A～C）。腫瘍の部位によらず，必ず頸部から骨盤までを撮影する。CT画像の3D再構成は術野のシミュレーションに有用である（図6D）。

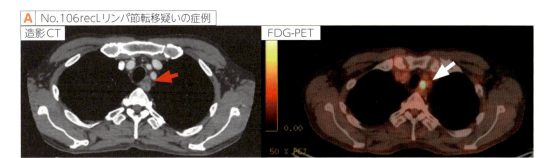

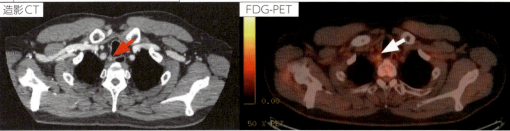

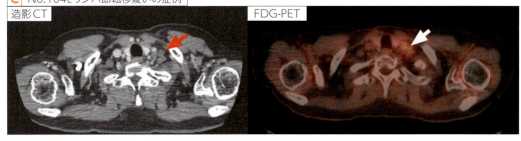

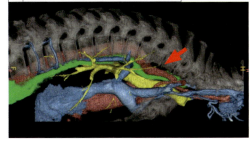

CTの3D再構成画像で右胸腔側から見た視野を術前にシミュレーションした。大動脈弓より分岐した右鎖骨下動脈が食道背側を走っている。

図6 ▶ 食道癌のCT，PET-CT検査

PET-CT検査（図6）

CTで同定できない原発巣の同定，リンパ節転移の評価などに有用である（図6A〜C）。特にリンパ節転移については，PET-CTはCTよりも診断精度が高いと報告されている[6]。

血液検査

扁平上皮癌（squamous cell carcinoma；SCC）ではSCC抗原と癌胎児性抗原（carcinoembryonic antigen；CEA），腺癌ではCEAが腫瘍マーカーとなる。そのほか，貧血の有無，栄養状態などを評価する。また，アルコール多飲歴がある場合は肝機能障害の有無についても評価する。

頚部の放射線照射歴のある症例は言うまでもないが，食道癌患者では治療経過によっては頚部や縦隔への放射線治療を行うこともあるため，甲状腺機能を確認しておく。

大切なこと

肝機能障害がある症例では，インドシアニングリーン（indocyanine green；ICG）試験（排泄機能の評価）も考慮しましょう。肝硬変例で胸管合併切除を行うと致命的になる場合があり，注意が必要です[7]。

その他の検査と術前準備

呼吸機能検査，心電図，心エコーなどは耐術能の評価に必要な検査である。閉塞性換気障害のある患者では周術期の気管支拡張薬の使用，拘束性換気障害のある患者では術後に陽圧換気を行う必要性などを検討し，必要に応じて呼吸器内科へのコンサルテーションを行う。呼吸器関連合併症リスクが高い症例では縦隔鏡手術も検討する。

肺炎は食道癌手術で最も頻度の高い合併症であり，独立した予後規定因子としても報告されている[8]。術前の呼吸器リハビリテーションや口腔ケアは肺炎予防に有効と報告されている[9,10]。また近年，サルコペニアが食道癌術後の合併症発生や予後に関連することが明らかとなってきており，積極的な運動療法の有効性が示唆されている[11]。

若手医師の間に必ず身につけておいてほしいこと

　　手術の教科書には，多くの手術をしてきた外科医の知識が集約化された解剖図が描かれています。皆さんが対峙する患者さんの術野にも，同様の解剖構造が認められると思いますが，血管や神経の走行には個体差があり，教科書と微妙に違うことがあります。また，教科書には描き切れない微細な解剖構造が数多くあることにも気づくでしょう。手術は「切る」「剥離する」などの操作を介して，個々の患者さんの解剖と会話する作業です。手術経験が増えるにつれて，各術野のイメージは自分色に染まっていくわけですが，常に目の前の患者さんの解剖と謙虚に会話する姿勢を持ち続けましょう。

文 献

1) 佐藤達夫：消化器の局所解剖学 食道・胃．金原出版，1993．

2) 小野田尚佳，他： 解剖学的剥離層を意識しながら内頚静脈側から始める頚部郭清術．内分泌外会誌．2021；38(4)：242-6．

3) Tsunoda S, et al：Mesenteric excision of upper esophagus：a concept for rational anatomical lymphadenectomy of the recurrent laryngeal nodes in thoracoscopic esophagectomy. Surg Endosc. 2020；34(1)：133-41．

4) Oyama T, et al：Prediction of the invasion depth of superficial squamous cell carcinoma based on microvessel morphology：magnifying endoscopic classification of the Japan Esophageal Society. Esophagus. 2017；14(2)：105-12．

5) Ishihara R, et al：Assessment of the Diagnostic Performance of Endoscopic Ultrasonography After Conventional Endoscopy for the Evaluation of Esophageal Squamous Cell Carcinoma Invasion Depth. JAMA Netw Open. 2021；4(9)：e2125317．

6) 日本医学放射線学会，編：画像診断ガイドライン2021年版．第3版．金原出版，2021．

7) Imamura M, et al：Hemodynamic changes after resection of thoracic duct for en bloc resection of esophageal cancer. Surg Today. 1992；22(3)：226-32．

8) Booka E, et al：Meta-analysis of the impact of postoperative complications on survival after oesophagectomy for cancer. BJS Open. 2018；2(5)：276-84．

9) Yamana I, et al：Randomized Controlled Study to Evaluate the Efficacy of a Preoperative Respiratory Rehabilitation Program to Prevent Postoperative Pulmonary Complications after Esophagectomy. Dig Surg. 2015；32(5)：331-7．

10) Akutsu Y, et al：Pre-operative dental brushing can reduce the risk of postoperative pneumonia in esophageal cancer patients. Surgery. 2010；147(4)：497-502．

11) Jogiat UM, et al：Sarcopenia Determined by Skeletal Muscle Index Predicts Overall Survival, Disease-free Survival, and Postoperative Complications in Resectable Esophageal Cancer：A Systematic Review and Meta-analysis. Ann Surg. 2022；276(5)：e311-8．

2 胃の手術に必要な基本的な解剖・検査・画像診断

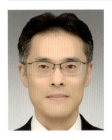

畑　啓昭 (はた・ひろあき)
京都医療センター外科 診療科長／感染制御副部長

2000年　京都大学医学部卒業，国立京都病院（現・京都医療センター）総合内科／循環器科／救命科／小児科
2001年　国立京都病院外科
2003年　国立がん研究センター外科 レジデント
2005年　京都医療センター外科／救命救急科
2007年　京都医療センター外科／感染制御部

はじめに

　胃の手術では，発生の過程とともに胃と周辺臓器の関係を理解しておくことで剥離可能層を理解しやすくなる。また，過不足のないリンパ節郭清を安全に行うために標準的な血管走行とアノマリー（破格）を理解しておくこと，さらに機能温存や郭清のメルクマールとするために神経走行について理解しておくことが重要である。

　検査・画像診断については，術前の深達度・進展範囲診断のための上部消化管内視鏡検査・超音波内視鏡検査，深達度・リンパ節転移診断や解剖の確認のためのCT検査，胃癌におけるPET検査の特性などについて理解を深めておくとよいだろう。

　本章では，外科レジデントとして知っておくべき解剖，検査と画像診断について解説する。また，さらなるステップアップのために成書・総説も参考にして頂きたい[1~4]。

解剖

名称（図1）[5]

　　胃の各部位の名称については，日本消化器内視鏡学会により図1のように決められている。噴門から水平に引いた線より頭側が穹窿部（fornix）である。ここは仰臥位となった場合にバリウムがたまる部分であり胃底部とも言われるが，胃角部を胃底と言うこともあり混同する恐れがあるため，穹窿部と呼称するのがよいだろう。胃角部は胃角を扇形の中心とした領域を指すが，胃体部や前庭部との明らかな境界はない。また，切除した胃は胃角の部位がわかりにくくなるため，『胃癌取扱い規約』[6]では小弯・大弯線を3等分して，上部（U）・中部（M）・下部（L）にわけている。

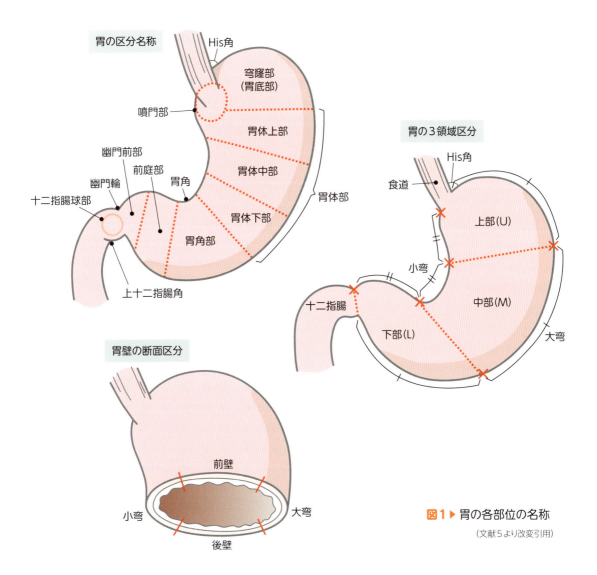

図1 ▶ 胃の各部位の名称

（文献5より改変引用）

食道胃接合部は，内視鏡所見では食道下部柵状血管の下端とされる。柵状血管が判定できない場合は，胃の縦走ひだの口側終末の部分とする定義が優先して用いられる（X線検査や病理検査による定義は**表1**[6]を参照）。また，食道胃接合部から上下2cmを食道胃接合部領域（Jz）とし，Jzに腫瘍の中心が存在するものを食道胃接合部癌とする西分類が『胃癌取扱い規約』[6]で使用されている（**図2**）。海外では，食道胃接合部から上1cm・下2cmの領域の腺癌をSiewert Type II 腺癌とするSiewert分類が使用されている。

表1 ▶ 食道胃接合部の定義

上部消化管内視鏡検査	食道下部柵状血管の下端 柵状血管が判定できない場合は，胃の縦走ひだの口側終末部
X線検査（上部消化管造影）	食道下端の内腔が最も狭小化している部位 胃の縦走ひだの口側終末部
病理検査 肉眼的判定	管状の食道から嚢状の胃に移行し，周径が変わる部位で判定する
病理検査 組織学的判定	扁平上皮の存在（扁平上皮島を含む），固有食道腺とその導管，粘膜筋板の二重構造や多層化，柵状血管などの解剖学的に食道であると判断しうる組織所見を指標に判定する

（文献6より引用）

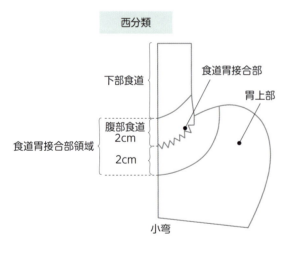 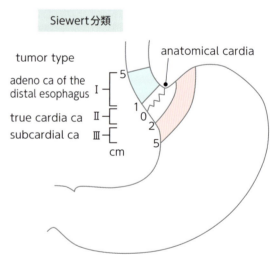

図2 ▶ 食道胃接合部領域の分類

（文献6より引用）

胃と他臓器の位置関係（図3）[3, 7]

　胎生期の原始腸管，肝・膵原基は図3Aのように大動脈と平行な面内で形成される。この面は，頭側から見て時計回りに回転したあとに背側の組織と癒着して固定される。食道の左右を走行する迷走神経が，食道裂孔付近では左迷走神経が腹側に，右迷走神経が背側に回っているのはその名残である。右側には，肝臓・十二指腸・膵頭部が倒れて固定される（図3A，B）。手術時に，膵頭部・十二指腸背側のこの固定を剥離する操作をKocherの授動と言う。

　また，時計回りの回転時に，図3Aの★部分は左側に膨らみ，後の網嚢になる。★の背側には背側膵・脾臓があるが，これらも★が膨らむに従い左側に延びていき，背側の組織と固定される（図3A，B）。膵・脾臓の背側のこの固定を剥離する操作が，脾臓摘出（脾摘）や膵尾部切除の際に行う膵背側の腹膜下筋膜に沿った剥離・膵脾脱転の操作になる（図3B）。また，膵背側の腹膜下筋膜が背側の腎周囲脂肪を包む筋膜（Gerota筋膜）と癒着した層はToldtの癒合筋膜と呼ばれている。

　膵頭部・十二指腸が固定されたあと（正確には「あと」ではないが，理解を容易にするため，発生の時間軸は簡便化して記載する），上腸間膜動脈（superior mesenteric artery；SMA）を軸として，十二指腸以遠の腸管が臍から見て反時計回りに回転する（図3B）。最終的に，SMAの頭側に位置した図3Aの①部分がTreitz靭帯の付着部になることを考えると，反時計回りに270°回転していることが理解できる。

　270°回転した結果，SMAの頭側・膵頭部前面には横行結腸が配置・固定される（図3C）。膵頭部前面と横行結腸の固定を外す操作が，No.6リンパ節郭清時の「結腸のテイクダウン」である。この操作により結腸間膜のねじれがゆるみ，回転軸の根部が明らかとなることで，中結腸静脈を含む結腸間膜の組織と，右胃大網静脈（right gastroepiploic vein；RGEV）を含む胃十二指腸膵側の組織の境界がわかりやすくなる。左側・脾弯曲部の横行結腸と膵尾部・脾の関係も同様であり，膵尾部・脾から横行結腸の固定を剥離することで「テイクダウン」が可能である。この場合，回転軸の根部の左側境界は下腸間膜静脈（inferior mesenteric vein；IMV）となる。

　横行結腸が回転して固定されたあとに，図3Aの★部分が膨らんで袋状になった網嚢が横行結腸の前面に固定される（図3C）。左側では袋の形状が保たれたままであり，横行結腸間膜や膵の腹側面（前面）には袋（網嚢）の背側部分が癒着している状態となっている。以前に行われていた網嚢切除（bursectomy）という手技が，癒着した網嚢の背側部分を結腸間膜・膵前面から剥離し，網嚢を袋のまま固定前の状態に戻す操作である。右側では，網嚢は腹側と背側が癒着して袋の内腔がつぶれた状態で，膵頭部と横行結腸間膜の間を右側に延びていき固定される。結腸右半切除術やKocherの授動などで十二指腸膵頭部と結腸間膜を剥離していくと，自然と網嚢がきれいに剥離されていくのは，この固定を外しているためである（図4B，C）[8]。

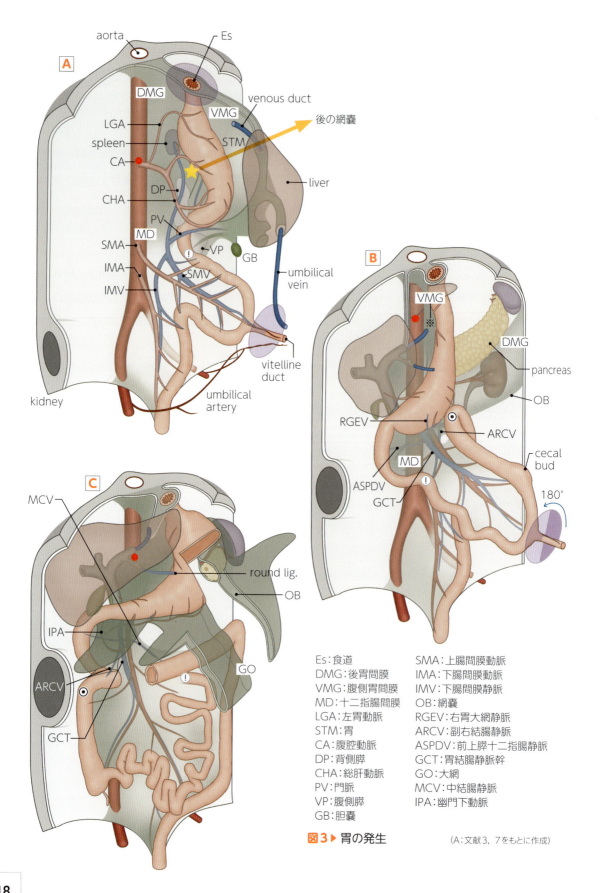

図3 ▶ 胃の発生 (A:文献3, 7をもとに作成)

> **大切なこと**
> 網嚢の内腔から網嚢の右縁を切開してNo.6リンパ節郭清に向かうと、網嚢の背側成分が結腸間膜・膵頭部側に残ることがあるため注意しましょう（図4A〜C）[8]。

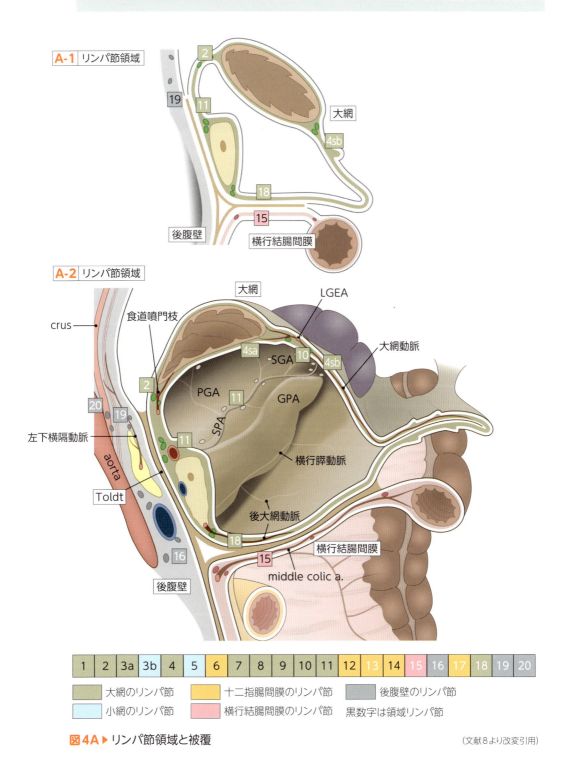

図4A ▶ リンパ節領域と被覆

(文献8より改変引用)

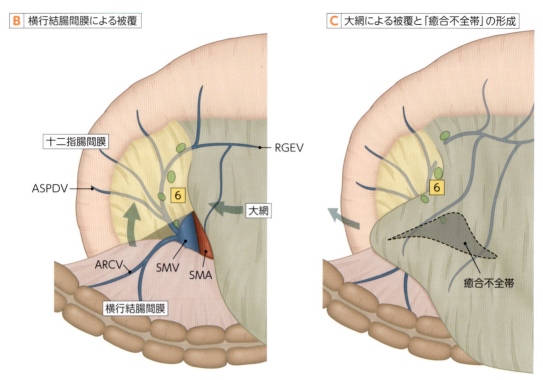

図4BC▶ リンパ節領域と被覆

（文献8より改変引用）

食道胃接合部領域

　食道胃接合部領域（図5）[3]では，食道は厚みのある横隔食道膜により食道裂孔に固定されている．この固定を切離すると，食道傍リンパ節（No.110）を含む層で頭側に剥離が可能である．

　前額断でみると（図5），この層の周囲には横隔上リンパ節（No.111）を含む組織が，左側では胸膜に沿って横隔膜上に，右側では心臓下包というスペースの外側から胸膜に沿って横隔膜上に存在し，頭側では肺間膜リンパ節を含む組織につながる．

　矢状断でみると，食道裂孔の腹側にある腱中心と心嚢の間にもNo.111リンパ節を含む組織があり，背側には腹側胸部大動脈リンパ節（No.112aoA）を含む組織がある（図6）．

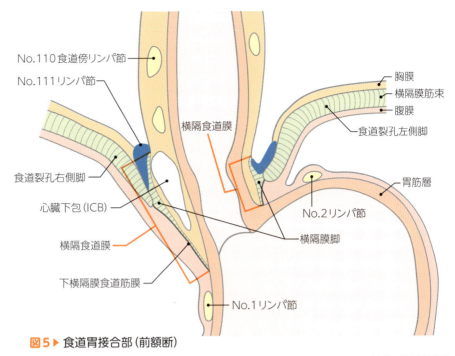

図5 ▶ 食道胃接合部（前額断）

（文献3より改変引用）

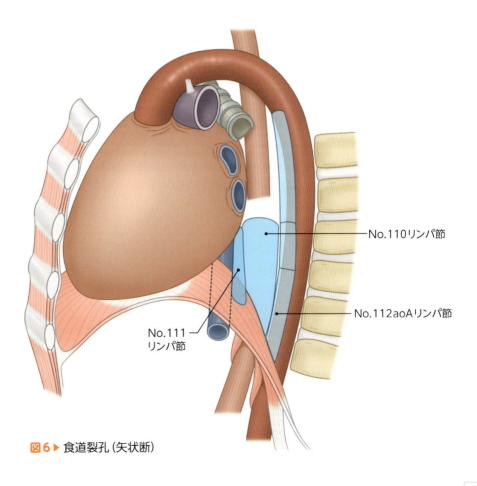

図6 ▶ 食道裂孔（矢状断）

食道裂孔と横隔膜脚，Treitz靱帯の関係（図7[9]）

　横隔膜脚は大動脈により右脚と左脚にわけられており，食道裂孔周囲の横隔膜脚はほとんどが右脚の筋線維であるため，食道裂孔左右の脚は右脚・左脚ではなく，右側・左側と呼称するのが正しい。また，食道裂孔の腹側の筋線維はわずかで，ドームを形成する部分は薄い強靱な腱膜になっており，腱中心と言う。

　横隔膜の左右脚は大動脈裂孔で大動脈を取り囲み靱帯状になっており，正中弓状靱帯と言う。正中弓状靱帯が尾側まで延びると腹腔動脈を圧迫することがあり，正中弓状靱帯症候群の原因となる。一方，横隔膜右脚の筋線維の一部が大動脈左側を下行して十二指腸空腸の境界部につながることで，Treitz靱帯を形成している。

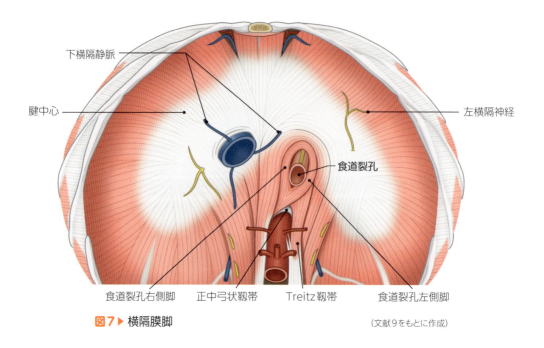

図7 ▶ 横隔膜脚　　　　　　　　　　　　　　　（文献9をもとに作成）

動脈・静脈の解剖

腹腔動脈の分岐

　動脈は発生（図8A～D）[10]の過程で「はしご」状の形から変化するが，分岐型には多くの破格が生じる（図9）[11]。通常の動脈分岐型であるI型1群を示すのは約6割である。残りの4割の中には，accessory左肝動脈（left hepatic artery；LHA）やreplaced LHAを認めるI型4，5，6，10，11群のように，術中にLHAを温存するかどうかを判断しなければならない症例や，V，VI型のように総肝動脈（common hepatic artery；CHA）が認められない，あるいは膵上縁の位置に認められない症例がある。CHAが認

められないタイプは，膵上縁のリンパ節郭清の際にメルクマールとなるCHAの神経外側の層が存在せず，膵実質あるいは門脈・脾静脈が郭清の境界となること，肝動脈・胃十二指腸動脈の血流がreplaced LHAから供給されている場合（Ⅵ型26，27群）ではreplaced LHAの温存が必須となることなど，術前から把握しておくことが重要な破格である．

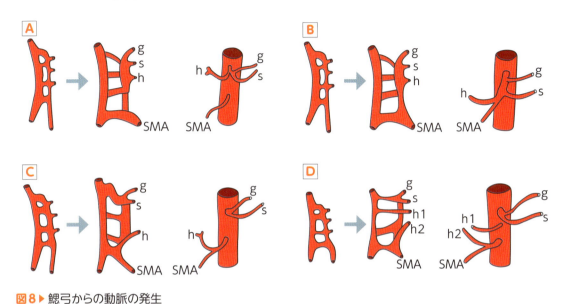

図8▶鰓弓からの動脈の発生
g：左胃動脈，s：脾動脈，h：肝動脈，SMA：上腸間膜動脈
（文献10より改変引用）

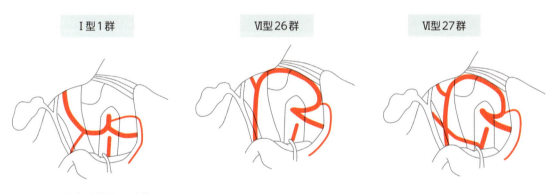

図9▶腹腔動脈分岐の破格
（文献11より改変引用）

大切なこと

　Adachiによる28型の分類が有名ですが，胃の手術では細分化した分類よりaccessory LHAやreplaced LHAの有無，左胃動脈の分岐位置，CHAの有無や走行位置，固有肝動脈の有無や走行位置を確認しておくことが重要です．

左胃静脈（LGV）（図10）[12]

　　左胃静脈（left gastric vein；LGV）は胃の小弯に沿って血流を集め，門脈あるいは脾動脈（splenic artery；SA）へ合流するまでの弯曲した走行から，胃冠状静脈（gastric coronary vein）とも呼ばれる。安全に膵上縁のリンパ節郭清を行うために，術前からLGVの走行と流入部位を確認しておく。LGVがCHAの背側を通るものが約5割（図10A）で，ほとんどが門脈に合流する。CHAの腹側を通るものは約2割（図10C）で，その半分強が脾静脈（splenic vein；SV）に合流し，門脈に合流する場合は少ない。一方，SAの背側を通るものは約1割（図10B），腹側を通るものは約2割（図10D）で，いずれもほとんどがSVに合流する。

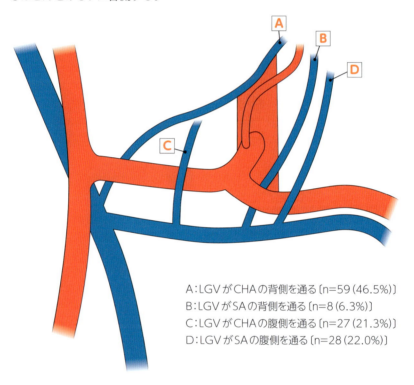

A：LGVがCHAの背側を通る〔n＝59（46.5％）〕
B：LGVがSAの背側を通る〔n＝8（6.3％）〕
C：LGVがCHAの腹側を通る〔n＝27（21.3％）〕
D：LGVがSAの腹側を通る〔n＝28（22.0％）〕

図10 ▶ 左胃静脈（LGV）の合流パターン

（文献12をもとに作成）

脾動脈（SA）（図11）[13]

SAは54%がSVの腹側を通り脾門に至るが（図11A），44%はSVの背側を走行し（図11C），2%は脾動静脈が走行中に前後する（図11B）。また，SAは膵尾部で膵上縁を離れ，前面を下行し脾門に至る。SAは通常2～3本の終末動脈に分岐する。そのほか，上極枝・下極枝が早期に分岐することがあり，手術時には損傷しないように注意する。

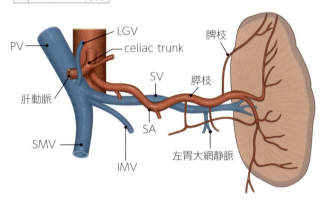

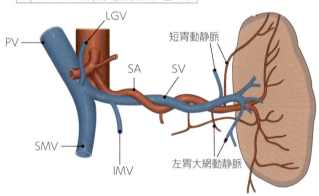

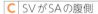

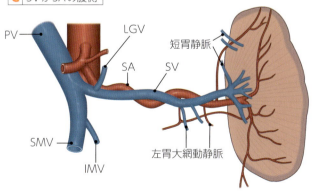

図11 ▶ 脾動脈（SA）：脾静脈（SV）との位置関係

（文献13をもとに作成）

後胃動脈(PGA)(図12)[12]

後胃動脈(posterior gastric artery；PGA)の出現頻度は3〜8割と,報告により差が認められる。70%がSAの近位側1/2から分岐し(図12A, B),30%が遠位側で分岐する(図12C, D)。近位側・遠位側にかかわらず,それぞれ約半数がSAからの独立分岐で,残り半数は脾動脈上極枝からの分岐である[12]。

短胃動脈

短胃動脈は通常3〜6本認められ,下終末動脈からの分岐が多いが,上下極動脈,終末動脈,SAからの分岐も認められる。

左下横隔動脈の食道噴門枝

食道噴門枝は,噴門周囲のリンパ節郭清の際に確認が必要な動脈である。通常,左下横隔動脈から分岐するが,左下横隔動脈の起始にはバリエーションがあるため,分岐部を十分に確認することが必要である。左右の下横隔動脈が共通管を形成しているものが約2割で,残り8割は左下横隔動脈が単独で起始し,大動脈・腹腔動脈から分岐するものが約4割,1割弱が左胃動脈から分岐する[12]。

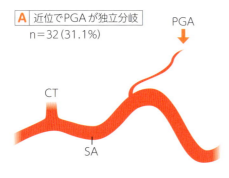
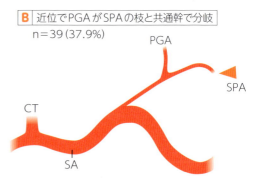
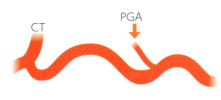
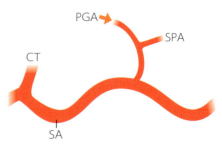

図12 ▶ 後胃動脈(PGA)の分岐パターン
SPA：superior polar artery(上極動脈)
CT：celiac trunk

(文献12をもとに作成)

幽門下動脈（IPA）（図13）[14]

　幽門下動脈（infra-pyloric artery；IPA）は，No.6iリンパ節の過不足のない郭清のために確認する動脈である．前上膵十二指腸動脈（anterior superior pancreaticoduodenal artery；ASPDA）から分岐するものが約65％と最も多く（図13A），約25％が右胃大網動脈（right gastroepiploic artery；RGEA）から（図13B），約15％が胃十二指腸動脈（gastroduodenal artery；GDA）から分岐する（図13C）[14]．

前上膵十二指腸静脈（ASPDV）（図14）[15]

　No.6リンパ節の境界は前上膵十二指腸静脈（anterior superior pancreaticoduodenal vein；ASPDV）と右胃大網静脈（right gastroepiploic vein；RGEV）の合流部位とされており，幽門下静脈（infra-pyloric vein；IPV）はNo.6vリンパ節の郭清のために確認する必要がある．

　しかし約15％では，ASPDVがSMVに直接流入するため，分岐部を確認できない場合がある[15]．

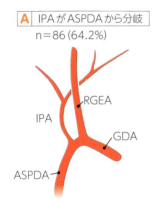
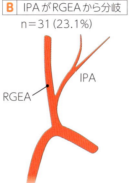
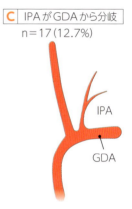

図13 ▶ 幽門下動脈（IPA）の起源　　　　　　　　　　　　　　　　　　　　　　　（文献14より改変引用）

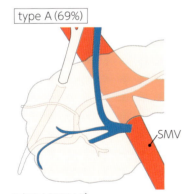
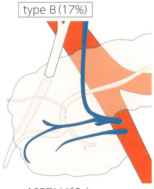
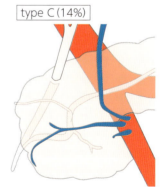

図14 ▶ ASPDVの解剖：幽門下静脈（IPV）　　　　　　　　　　　　　　　　　　（文献15より改変引用）

上十二指腸動脈

上十二指腸動脈に沿ったリンパ節の定義はないが，十二指腸上縁の手術操作では，上十二指腸動脈を確認して処理することが必要である．上十二指腸動脈は約5割が胃十二指腸動脈から，約2割が固有肝動脈あるいは右肝動脈から，約2割が左肝動脈から分岐する[16]．

右胃動脈

胃まで大きな分岐はせず，直動脈が胃壁に分布する．約5割が固有肝動脈あるいは右肝動脈から，2割弱が左肝動脈から，1割強が胃十二指腸動脈から分岐する．左肝動脈から分岐する場合には，特に分岐部を誤認しないことが重要である[1]．

神経の解剖（図15）[17〜19]

腹腔動脈根部周囲には腹腔神経叢があり，左右に腹腔神経節が存在する．腹腔神経節には，胸部（Th5〜11）の交感神経幹から下行して横隔膜を貫いた大内臓神経・小内臓神経がつながっている．

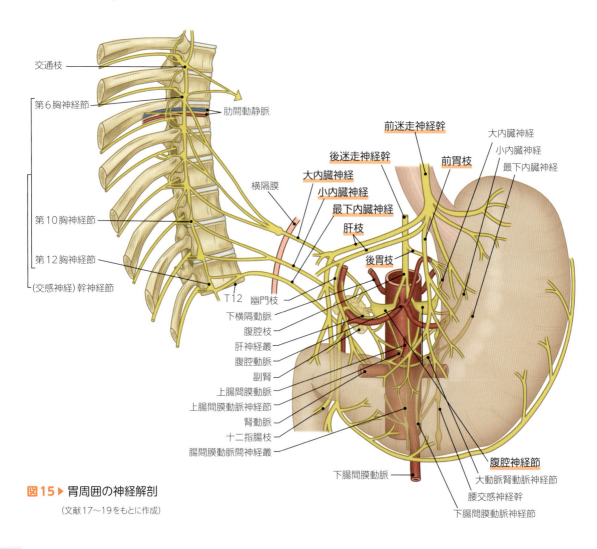

図15 ▶ 胃周囲の神経解剖
（文献17〜19をもとに作成）

同時に，食道左右を下行した迷走神経幹（副交感神経線維）のうち，背側に回った後迷走神経幹の腹腔枝が腹腔神経節と交通している（図16）[20]。腹腔神経節からは，自律（混合）神経線維が網目状となり，CHAやSA周囲から支配臓器に分布していく。

　胃の手術では，後迷走神経幹の腹腔枝を温存する場合や，前迷走神経幹が噴門付近で分岐する肝枝を温存する場合がある。腹腔枝は，胃脾間膜内を数本の後胃枝を分岐しながら走行するものが47％，左胃動脈の末梢側から伴走してくるもの（図16A）が37％，早期に後胃枝を分岐して横隔膜脚上を下行するもの（図16B）が16％とされている。

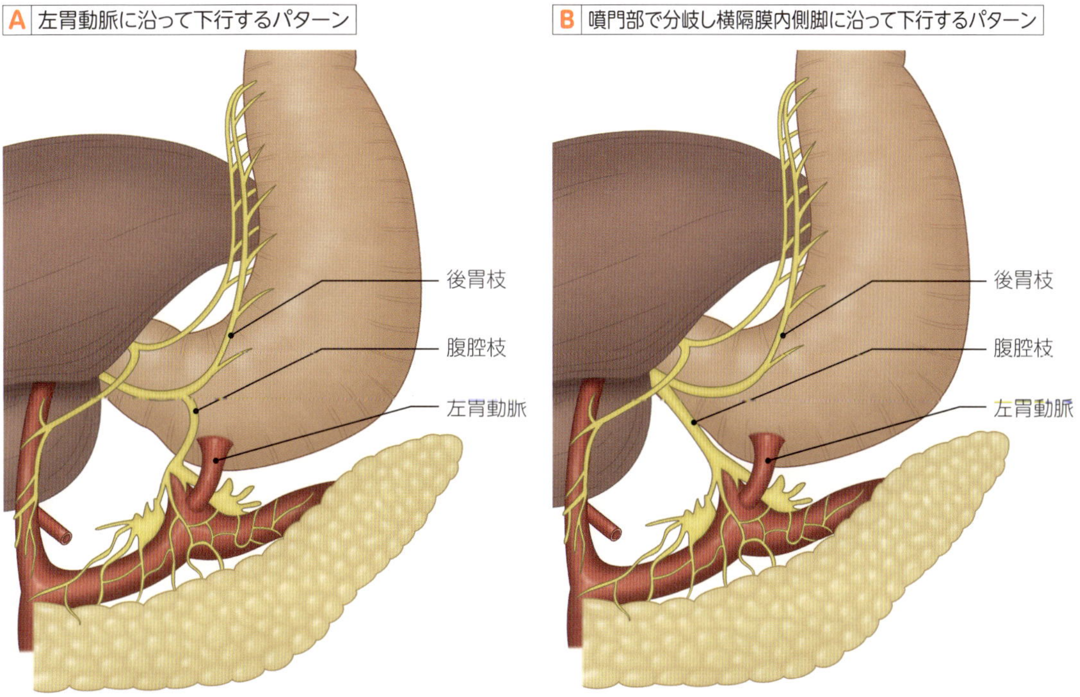

A 左胃動脈に沿って下行するパターン	B 噴門部で分岐し横隔膜内側脚に沿って下行するパターン

後胃枝
腹腔枝
左胃動脈

図16 ▶ 迷走神経腹腔枝の走行位置

（文献20より改変引用）

検査と画像診断

上部消化管内視鏡検査（esophagogastroduodenoscopy；EGD）

　術前には，病変の確定診断に加えて，深達度・進展範囲，病変の位置を正確に確認しておくことが，必要十分な胃切除・リンパ節郭清を行うために重要である。そのため，幽門輪や十二指腸，噴門に病変が進展しているか，噴門からの距離は何cmか，などの所見を意識して確認する。

『胃癌取扱い規約』[6]では前述のようにUMLでの記載となるが，通常EGDの所見では図17に示す用語が使用される．およそ，穹窿部・胃体上部がU，胃体中部・体下部がM，胃角部・前庭部がLとなる．

> **大切なこと**
> 前後壁・小弯・大弯については，EGDの順視観察（見下ろし：図17A〜C）と反転観察（見上げ：図17D）で位置関係がイメージできるようにしておきましょう．

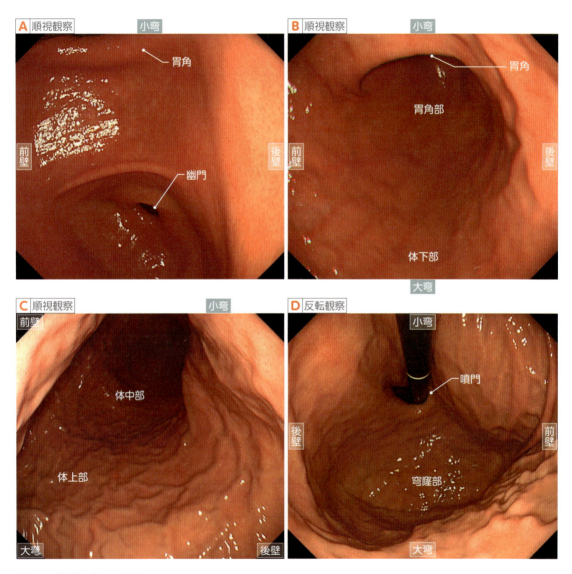

図17 ▶ 通常EGDの所見

近年は，様々な画像強調内視鏡検査（image enhanced endoscopy；IEE）の技術が広がっている。色素であるインジゴカルミンを散布してコントラストを強調する方法に加えて，白色光で得られた画像をコンピュータ処理するtexture and color enhancement imaging（TXI）やlinked color imaging（LCI），白色光以外で観察するnarrow band imaging（NBI）やblue laser imaging（BLI）などが使用されている。興味がある場合は，成書を参照されたい。

超音波内視鏡検査（EUS）および，超音波内視鏡下穿刺吸引術（細胞診）/生検法（EUS-FNA/B）

超音波内視鏡検査（endoscopic ultrasonography；EUS）は，上部消化管内視鏡の先端に超音波検査用のプローブがついたもので，管腔の粘膜面から超音波検査を行う。早期胃癌の深達度診断や胃粘膜下腫瘍の由来する層を確認するのに用いられる。EUSでは，胃壁は粘膜面側から高エコーと低エコーが交互に5層構造として描出される。第2層（低エコー）が粘膜層，第3層（高エコー）が粘膜下層，第4層（低エコー）が固有筋層に相当し（図18），頻度の高い消化管間質腫瘍（gastrointestinal stromal tumor；GIST）では，第4層から連続する腫瘍として描出される。

また，粘膜下腫瘍は，通常内視鏡下の生検では粘膜を越えて腫瘍を採取することができないため，近年ではEUSで腫瘍を描出しながら穿刺吸引細胞診や針生検を行う超音波内視鏡下穿刺吸引術（細胞診）/生検法（fine needle aspiration/biopsy；EUS-FNA/B）が行われるようになっている（図19）。

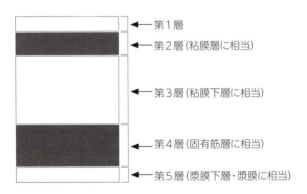

図18 ▶ EUSによる正常胃壁構造

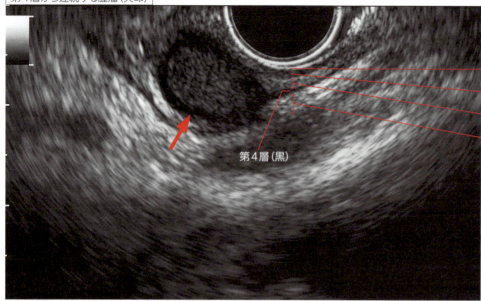

第4層から連続する腫瘤（矢印）

第1層（白）
第2層（黒）
第3層（白）
第5層（白）
第4層（黒）

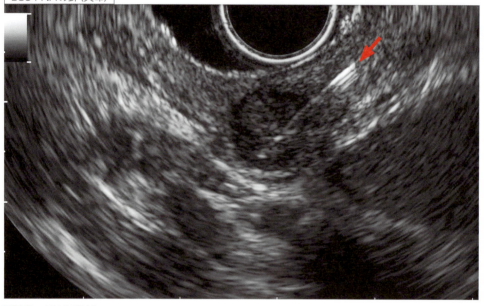

EUS-FNAの針（矢印）

図19 ▶ EUS-FNA

CT検査

　胃癌の深達度，リンパ節転移，遠隔転移の有無など，病期診断に必須な検査である．また，手術のシミュレーションを行う上でも，血管走行の破格の有無，他臓器との位置関係・癒着の有無，体型・臓器位置によるポート位置の調整など，重要な情報が得られる主要な検査である．

深達度

深達度については，T4a（SE），T4b（SI）の診断に有用とされる。胃壁の全層の造影効果や肥厚を認める場合，周囲脂肪組織像に不整が認められる場合にはT4a（SE）との診断が可能である（図20）。T4b（SI）の場合は，膵臓および横行結腸・横行結腸間膜への浸潤がないかに特に注意する。

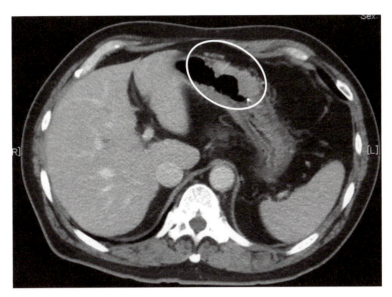

図20 ▶ T4a（SE）の胃癌のCT
壁肥厚，全層の造影効果，周囲脂肪の乱れ（すべて白円内）が認められる。

> **大切なこと**
> 患者さんに発泡剤を服用してもらいCTを撮像すると，より詳細に深達度を評価できる可能性があります。

リンパ節転移

リンパ節転移については，CT検査での診断基準は定まっていない。短径8mm以上，長径10mm以上，リンパ節の集簇，リンパ節の中心造影不良，腫瘍と同様の造影パターンなど種々の基準が使用されており，各施設での基準を確認しておくとよいだろう。

また，脾門部のリンパ節郭清の術前など，血管走行を詳細に把握したい場合は，dynamic studyを行って3D-CT angiographyを作成することも有用であろう。

PET/CT (positron emission tomography/computed tomography)（図21）

グルコースに類似したfluorodeoxyglucose（FDG）に^{18}Fを標識した薬剤を投与すると，細胞膜のグルコーストランスポーターを介して細胞内に取り込まれ，糖代謝状態の亢進した組織を検出することができる。悪性腫瘍だけでなく，良性病変や炎症性病変，正常組織にも取り込まれるため注意が必要である。

分化度が高いほうがPETで検出しやすいとされるが，胃壁は正常な状態でもFDGの取り込みが多いため，小さな胃癌病変の検出は難しい。また，スキルス胃癌や印環細胞癌では細胞間の線維成分や粘液成分が多く，腫瘍細胞成分は低密度なため偽陰性になりやすい。そのため，原発巣よりは，遠隔部位やリンパ節への転移の検出に有用であり，現在のところ，早期胃癌については保険も適用されていない。

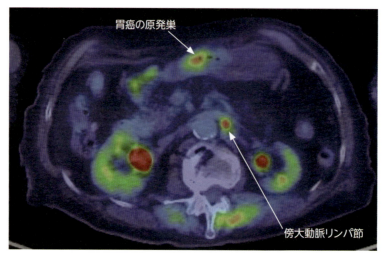

図21 ▶ 胃癌のPET

MRI検査

胃癌原発巣の評価に有用であることは少ない。しかし，ethoxybenzyl-magnetic resonance imaging（EOB-MRI検査）はCT検査より感度が高く，肝転移巣の評価において肝切除の適応を考える場合には必須の検査である。

審査腹腔鏡検査

腹膜播種の術前診断は難しいため，腹膜播種の可能性が比較的高い進行胃癌症例に対しては，治療方針決定のために審査腹腔鏡検査を施行することが勧められる。

また，審査腹腔鏡検査では腹膜播種陰性と診断したものの，手術中に腹膜播種が発見される検査偽陰性が10％程度認められるとされ，臓器損傷に注意しながら腹腔内全体を慎重に観察することが重要である。

若手医師の間に必ず身につけておいてほしいこと

　正確で上手な手術を行うためには，正しい解剖の理解が必須です。さらに，発生から解剖を理解しておくことで手術中の剥離可能層を把握しやすくなるでしょう。また，時代が変わっても人体の解剖構造は変化するものではありませんが，名称が変わったり，新たなアプローチで新しいメルクマールが脚光を浴びたりするため，新しい術式を学んだり，他の外科医と議論を行うためにも，常に新しい情報を身につけていくことが重要です。

■ 文献

1) 佐藤達夫：消化器の局所解剖学 食道・胃．金原出版，1993．
2) 金谷誠一郎：膜の解剖からみた消化器一般外科手術1 基本事項．臨床外科．1996；51(5)：641-6．
3) 篠原　尚，他：イラストレイテッド外科手術 膜の解剖からみた術式のポイント．第3版．医学書院，2010，p8．
4) 高橋　孝：胃癌手術のための臨床解剖序説．へるす出版，2023．
5) 畑　啓昭，編：研修医のための見える・わかる外科手術．羊土社，2015．
6) 日本胃癌学会，編：胃癌取扱い規約．第15版．金原出版，2017，p75．
7) 中尾英一郎，他：発生学に基づく幽門下リンパ節郭清に必要な局所解剖．手術．2023；77(6)：651-7．
8) 篠原　尚，他：腸間膜化mesenterization 制約克服のための理論的手法．臨床外科．2013；68(5)：576-85．
9) Gray H, et al：Gray's anatomy：the anatomical basis of clinical practice．41st ed．Standring S, et al, ed．Elsevier, 2016, p1562．
10) Douard R, et al：Clinical interest of digestive arterial trunk anastomoses．Surg Radiol Anat．2006；28(3)：219-27．
11) Adachi B：Das arteriensystem der Japaner, von dr. Buntaro Adachi unter mitwirkung von dr. Kotondo Hasebe... mit 539 abbildungen im text und auf vier farbigen tafeln sowie mit etwa 700 tabellen．Kaiserlich-japanische universität zu Kyoto in kommission bei Maruzen co. Kyoto und Tokyo, 1928．
12) Iino I, et al：Comprehensive evaluation of three-dimensional anatomy of perigastric vessels using enhanced multidetector-row computed tomography．BMC Surg．2022；22(1)：403．
13) Skandalakis JE, et al：Skandalakis' Surgical Anatomy：The Embryologic and Anatomic Basis of Modern Surgery．PMP, 2004, p1250．
14) Haruta S, et al：Anatomical considerations of the infrapyloric artery and its associated lymph nodes during laparoscopic gastric cancer surgery．Gastric Cancer．2015；18(4)：876-80．
15) Hongo N, et al：Anatomical variations of peripancreatic veins and their intrapancreatic tributaries：multidetector-row CT scanning．Abdom Imaging．2010；35(2)：143-53．
16) Wada N, et al：Supraduodenal and Right Gastric Arteries Originating from A Common Trunk：A Rare Anatomical Variant．Interv Radiol (Higashimatsuyama)．2021；6(2)：51-4．
17) 秋田恵一，他：神経叢とは何か 内臓性神経線維の網状組織としての神経叢．臨床外科．2021；76(6)：660-8．
18) 佐藤達夫：内分泌外科医のための局所解剖学 副腎（その3）．内分泌外科．1987；4(4)：386-94．
19) 三輪晃一：早期胃癌に対する迷走神経温存リンパ節郭清術．手術．1997；51(4)：425-30．
20) 三輪晃一，他：早期胃癌手術における神経温存の意義．日外会誌．1996；97(4)：286-90．

2 胃の手術に必要な基本的な解剖・検査・画像診断

3 上部消化管手術での手術器具と使い方

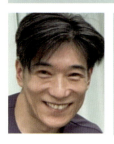

山本道宏(やまもと・みちひろ)
天理よろづ相談所病院消化器外科 副部長

1999年　自治医科大学卒業，大津赤十字病院 研修医
2003年　洛和会音羽病院総合診療科 レジデント
2007年　市立大津市民病院外科 医員
2008年　石川県立中央病院消化器外科 医長
2012年　滋賀県立成人病センター（現・滋賀県立総合病院）外科 医長
2022年　現職

　近年の医療機器の技術革新は目覚ましく，手術用デバイスの基本原理を理解し適切に選択・使用することが必要不可欠である．本章では，上部消化管手術での主役であるエナジーデバイス，自動縫合器（リニアステープラー）それぞれの代表的な製品について，特徴と構造，メカニズム，使用上の注意点を概説する．

エナジーデバイス

　上部消化管手術で用いられる代表的なエナジーデバイスについて述べる．各種エナジーデバイスには，安全で効果的な使用方法と注意すべき点が存在する．
　まず，組織の温度と細胞の変化について図1に示す．

モノポーラ電気メス

　熱エネルギーには，①メス先から出る電流が細胞内を流れることで細胞の内側から発生する「ジュール熱」と，②メス先から放電された電子が組織の表面に衝突して細胞の外側から発生する「放電熱」がある[1〜3]（図2）[3]．この2種類の熱エネルギーの出力とバランスを制御することで，電気メスの切れ味と止血力が決まる．

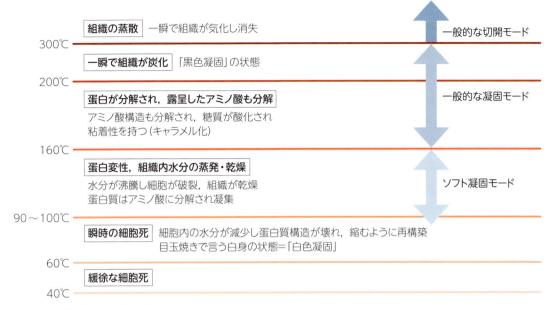

図1 ▶ 組織の温度と細胞の変化

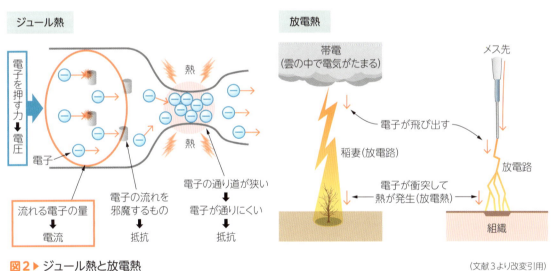

図2 ▶ ジュール熱と放電熱

(文献3より改変引用)

切開：ジュール熱＞放電熱

　　瞬間的に細胞内の水分を沸騰・蒸発させ，細胞が破裂→気化→消失（蒸散）し，組織が切開される．切開の主なエネルギーは「ジュール熱」であるが，切開には瞬時に300℃以上を要し，これには放電による「放電熱」の助けも必要である[2, 3]．

3　上部消化管手術での手術器具と使い方　37

凝固：放電熱＞ジュール熱

　細胞の温度上昇がゆっくりであれば，蛋白変性と細胞脱水によって細胞が乾燥し「凝固」が完成する。100℃までの上昇であれば白色凝固（良質な組織の凝固），200℃を超えると炭化し黒色凝固となる（図1）。凝固の主役エネルギーは「放電熱」で，組織表面を黒色凝固させ，その深部に白色凝固が形成される[2]。

　凝固モードもある程度の切開能力を有し，メス先と生体組織の接触を最小限にすることで電流密度が高まり，切れが良くなる。

ソフト凝固

　放電を伴わない凝固で，「ジュール熱」のみで良質な白色凝固を形成する。放電しないため100℃前後までの上昇となり，組織は切開されることなく，黒色凝固することもない[4]。

大切なこと

- 電気メスから流れる高周波の交流電流により細胞内の温度を上昇させることで，組織の切開・凝固が起こります。メス先電極自体が熱を持つことで組織に影響を及ぼしているわけではありません[1]。
- 高周波交流電流を用いることで，患者さんや手術スタッフが感電する危険は小さくなります[1]。
- バジング（脈管を鑷子などで把持し，電気メス先端を通電してシーリングする操作）では，「切開」または「ソフト凝固」モードで行うと，均一で良質な組織凝固が得られ，鑷子を把持した手指への感電リスクを減らすことができます[1]。
- メス先の接触面積の大きさ（＝電流密度）が，組織効果の大小に大きく影響します（虫眼鏡で光を集める実験と同じ）【組織効果 ∝ 電流密度の2乗 × 抵抗 × 通電時間】[1]。
- 腸管壁への索状癒着の切離や，結紮した血管，虫垂，胆嚢管の切離をモノポーラ電気メスで行うと，癒着点や結紮部に電流が集中し思わぬ組織効果を生じ，腸管穿孔や遅発性出血の原因となるので注意して下さい（図3）。
- ステープラーでの切離ラインからの出血に対し電気メスで通電止血すると，避雷針のように金属ステープルに電気が集中し，一瞬の通電でも数千℃まで急激に温度上昇する危険があります[1]。遅発性縫合不全などの原因になるので注意しましょう。

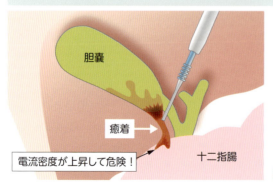

図3 ▶ モノポーラ電気メスの注意点

超音波凝固切開装置

原理

　1秒間に5万回程度，先端のアクティブブレードを長軸方向に50〜100μm前後させることで，ティッシュパッドとの間に挟まれた組織に70〜100℃の摩擦熱が生じる。結果，蛋白が粘着性コアギュラムに変性し止血凝固がもたらされ，同時に摩擦により組織が機械的に切離される。歯のない超高速ノコギリのようなものである[1]。

特徴

　人体に電気は流れず，100℃以下の低温凝固で，周囲の熱損傷を抑えることができる。ブレードは先端の組織効果が最大となるよう設計されており，切れ味は根元よりも先端のほうが優れている。

　1つのデバイスで組織の凝固・切開のみならず，メリーランド鉗子のような形状から組織の剥離や把持もでき，細かな作業が可能である。

Harmonic 1100（ジョンソン・エンド・ジョンソン社）（図4）

　手元の形状がエルゴノミックかつ軽量で，あたかも自分の手や指先のような直観的操作が可能である。片開きで，ブレード先端が細径化され視認性が良く，組織把持力も優れており，剥離や切開が繊細に行える。5〜7mmの血管まで凝固切開が可能とされている。

　薄いティッシュパッドは，微細な組織間隙や剥離可能層に愛護的に挿入でき，メリーランド鉗子などに持ち換えることなく効率的に凝固切開ができる。また，電気メスと異なり，組織間に十分なテンションがなくても切離できる。

　微小な出血などには，温度上昇したブレードをファイヤせず組織に接触させることで，余熱止血が得られ有用である。

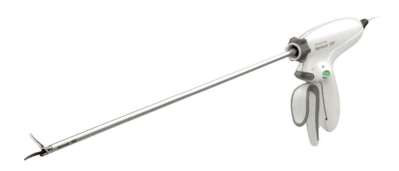

図4 ▶ 超音波凝固切開装置（Harmonic 1100）
（ジョンソン・エンド・ジョンソン社より提供）

注意点

ドリリング：ブレードの長軸方向に発生する破壊的な組織効果で，ファイヤ中にブレード先端が血管壁や臓器に接触すると，出血や腸管穿孔，臓器損傷の原因になることがある[4]。凝固切開する組織の周囲にスペースを確保し，ブレード先端を臓器や血管壁に触れないようにしてからファイヤする。

ブレードの温度上昇：長時間の連続ファイヤでブレードが100℃を超え，さらに組織を挟まない状態で「空打ち」すると瞬時に200℃を上回ることがあり，凝固切開直後は温存臓器にブレードが触れないよう注意を要する[4]。また，ティッシュパッド側を温存側の組織に当てるように使用する。

キャビテーション：ブレードの高速振動で周囲が減圧されることで沸点が降下し，常温の水分が低温沸騰して気泡が発生する現象を言う。キャビテーションは水分を含む部位または液体中で発生し，組織損傷リスクがあるのはブレードから約0.1mm以内の超近接時のみで，臨床上は大きな問題にならないことが多い[5]。

ミスト：主成分は，切離された組織，水分，油分である。視野を遮り，スコープ面も汚染するため，ファイヤ時には排煙装置を駆動したり，カメラスコープを少し後退させたりするなどの工夫が必要である。なお，排煙チューブの接続先トロッカーは5mm，12mmいずれであっても排煙能の差は軽微である。これはトロッカー接続部のコネクタの内径面積が最小となるためである。

ブレード，ティッシュパッドの汚れ：ブレードとティッシュパッドとの間に血液や組織が蓄積すると，凝固切開時にブレードが高温になりやすいため，適宜，蓄積した組織は除去する。

空打ち：凝固切開完了後もファイヤし続けると，ブレードが高熱になりティッシュパッドが摩耗し，凝固切開能が低下する。空打ちを感知し，出力を自動制御する装置も登場している。

効果的な使用法

press the blade：切開に影響する因子は，組織のテンションと組織に対するブレードの圧力である。腹膜や血管のない剥離層を切開するときは，切離面にテンションをかけ，かつブレードをティッシュパッド面に押しつける（press the blade）ことで効果的に切開でき，先端の手ブレを抑えることにもつながる[4]。

　ティッシュパッドを持ち上げてしまうと，ブレードの圧力が組織にかからないため効果的に切開できず，結果，ブレード先端の余熱上昇につながる。逆に，ブレードに圧力をかけず，組織のテンションをゆるめると，凝固効果が高まる。

long/short pitch切開：ブレード長を利用して「線」で大きく切開する（long pitch）方法と，ブレード先端を用いて組織を「点」状に細かく切開し（short pitch），これらの点同士を連続させた結果，長い線にしていく方法がある。

切開予定ラインがブレードの軸に合うときはlong pitchでの切離を考慮し，軸が合わないときなどはshort pitchを用いるとよい。short pitch切開では連続ファイヤになる傾向があり，余熱でブレードが高温になりやすいので注意する。

大切 なこと

- 超音波凝固切開装置は，軽量で長時間使用しても疲れないエルゴノミックな手元や，先端の切開性能が最大でシャープなブレード形状，高い凝固切開能力などから上部消化管手術でのメインデバイスのひとつになります。
- その特性を十分引き出せるよう，本書でエキスパートの使用法を研究して下さい。

ベッセルシーリングデバイス

原理

焦げなど過度な組織効果が生じないように組織の電気抵抗を感知しながら電流を制御するバイポーラ電気メスである。先端電極で組織を挟んで圧迫し，これらの電極間に流れる高周波電流で組織にジュール熱を発生させ，凝固および血管の封鎖シーリングを行う。

先端電極はおおむね100℃以下に保たれ（超音波凝固切開装置のブレードは最大200℃以上），良質な組織凝固をもたらす。ナイフブレードを走らせることで機械的に組織の切離まで行える製品のほか，シーリングのみに特化したものもある[1]。

利点

- 超音波凝固切開装置に比べ血管シーリング力が高いとされ，ミストが発生しない。
- ミストで視野が遮られないため，内臓脂肪が豊富な症例などで有用である。
- 7mmまでの血管のシーリングが可能とされている。

注意点

- 先端形状が鈍で，また電極先端の数mmはナイフが届かず，細かな剥離・切開能は劣り，繊細なリンパ節郭清操作には不向きである（対照的に，超音波凝固切開装置は先端が最もよく切れる）。
- 電極自体の温度は超音波凝固切開装置のブレードより低く制御されるが，ジュール熱による側方組織への熱損傷（図5）や，スチーム熱の発生による熱障害（図6）は，超音波凝固切開装置よりもダメージが大きい。重要な組織からマージンを確保し，先端電極がウェットな環境では通電しないようにすべきである[6,7]。
- 静脈は血管壁のコラーゲン量が少なく，十分にシーリングができず出血をきたす危険性があり，周辺組織とともにクランプしてファイヤすべきである。

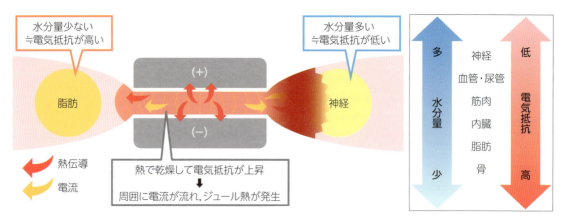

図5 ▶ ベッセルシーリングシステムの側方拡散熱

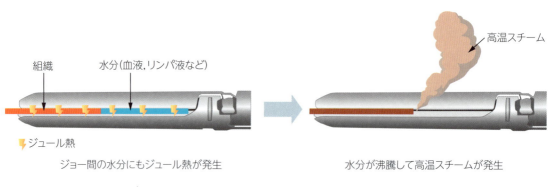

図6 ▶ ベッセルシーリングシステムの高温スチーム

> **大切なこと**
>
> ベッセルシーリングデバイスの先端電極自体の温度上昇は低く抑えられていますが，側方拡散熱とスチーム熱はかなり高温になることが知られています。特に，反回神経周囲リンパ節郭清操作や気管膜様部周囲剥離，膵周囲リンパ節郭清操作などでの使用では注意して下さい[8]。

自動縫合器

　自動縫合器は，消化管などの臓器の閉鎖・離断や腸管吻合を目的に使用される。時代とともに改良され，従来の手動型から電動型，自己フィードバック型まで進化している。ここでは電動型（Powered ECHELON FLEX® + GST® System, Signia™ ステープリングシステム・トライステープル™ カートリッジ）について概説する。

自動縫合器の構造とメカニズム

構造

　6列に配置されたチタン合金製，また純チタン製のステープルを内包するカートリッジジョーと，それらのステープルをB型状に形成するアンビルジョー，そして中央ナイフブレードで構成されており，対象臓器の厚さに応じてカートリッジを選択して装着する。

メカニズム

　手元の打針操作により，カートリッジ内のコの字型ステープルが押し上げられて組織を貫通し，各ステープル先端がアンビル面に当たり曲げられることで組織が縫合・閉鎖される。打針とほぼ同時に，中央ナイフブレードが組織を切離するという仕組みである。電動で打針・切離することで，手の大きさや握力に左右されず，自動縫合器本体のブレが軽減されてステープル形成不全を防ぐ。

　わが国では，ジョンソン・エンド・ジョンソン社とメドトロニック社のものが主に使用されている。カートリッジのステープル脚長は各社で色わけされており，対象臓器の厚みに応じた対応表が存在する。詳細は各社のカタログを参照頂きたい。

ジョンソン・エンド・ジョンソン社製品の特徴と構造

特徴とメカニズム

　「先行圧縮，平行閉鎖」が大きな特徴である。打針前に，組織をゆっくり均一に圧縮することで不均質な厚みや硬さを持つ臓器を平坦になじませ（一次圧縮），次の打針時にホールドした組織をさらに追加圧縮（二次圧縮）することで以下のような事象を克服し，より理想的なステープル形成を実現した。

- 打針での急激な圧縮による組織裂傷
- 打針中のクランプ面からの前方・側方への組織流出による針孔の開大，各ステープルの変形・形成不全
- ジョー前方への組織流出により，意図した縫合切離長より短くなり，狙った回数での臓器切離ができない

　先行圧縮しない場合では，組織がジョーの前方・側方に逸脱しながらステープルの組織貫通が起こり，その結果，ステープルの形成不全が生じやすくなる。

構造

　ステープル縫合長は45mm，60mmの2種類から選択可能で，ナイフは自動縫合器本体側に付属しており，1回の手技で合計12回までファイヤできる。メドトロニック社製とは異なり，カートリッジのみを都度交換する。先行圧縮・平行閉鎖を確実に行うためには本体の剛性が必要不可欠で，それと引き換えにナイフブレードが本体に付属する構造となっている。

また，カートリッジジョー背面のナイフ走行溝を排した「クローズドレール」により，打針時のジョーのわずかな開排変形が起きづらく，厚い組織や硬い組織でもステープル形成不全が起きづらくなっている。片開き構造で，カートリッジジョーが固定され，アンビルジョーが閉じる動きをする。

　GST®カートリッジは，カートリッジ面の微小な凸型構造により組織のグリップ力が増し，打針時にジョーからの組織の周辺流出を防ぎ，針孔の拡大やステープル形成不全がさらに起きづらい構造となっている。全色どのカートリッジでも12mm経トロッカーから挿入可能である。

Powered ECHELON FLEX® ＋GST® System （ジョンソン・エンド・ジョンソン社）（図7）

　打針，切離，先端の屈曲が電動で，先端の回転，開閉操作をあえて手動とし，マニュアル感覚を重視した製品である。把持した臓器のフィーリングを術者にフィードバックすることで「手の感覚」を活かし，より繊細な操作を追及している。

　開閉操作が手動であることで臓器の甘噛みホールドや回転操作が可能で，鉗子のように臓器の牽引や拳上などができる。また，手元の屈曲トリガーにより，最大55°までの無段階の角度調整が可能である。より愛護的に二次圧縮すべく，手元の打針トリガーを少しずつ数回にわけて引くパルスファイヤも有用である。

注意点
- 臓器の厚さによっては，一次圧縮までのクランプ操作が硬く感じられる。
- ナイフは使い回しで，カートリッジの装填回数には制限がある。
- カートリッジを交換する際，色の変更はできるが，異なる縫合長への変更（45mmから60mmへ，など）はできない。

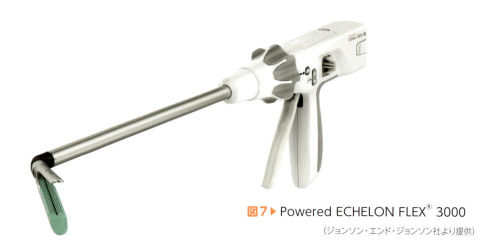

図7▶ Powered ECHELON FLEX® 3000
（ジョンソン・エンド・ジョンソン社より提供）

Signia™ステープリングシステム・トライステープル™カートリッジ(メドトロニック社) (図8)

特徴
　組織の抵抗値を感知しながら打針スピードを調整する「リアルタイムフィードバック」と，把持した組織をカットライン側方に徐々に逃がしながら圧縮し，左右対称に配列された脚長の異なる3種類のステープルで縫合する「トライステープル™カートリッジ」が特徴である。

構造
　先端部分の回転・屈曲，ジョーの開閉，打針，切離をすべて電動化し，組織の抵抗値を計測しながら打針スピードを自動で3段階にコントロールし，ステープル形成不全のリスクを軽減している。使用手順や動作状況はハンドル上部のディスプレイと音で確認できる。屈曲は最大45°までで，無段階の角度調整が可能である。
　ナイフを内蔵したシャフトとトライステープル™カートリッジの一体型で，各交換でカートリッジの色と長さを変更することが可能で，常に新しい滅菌ナイフが使用できる。また同一の本体で異なる長さのカートリッジ（縫合長30，45，60mm）が使用できる。

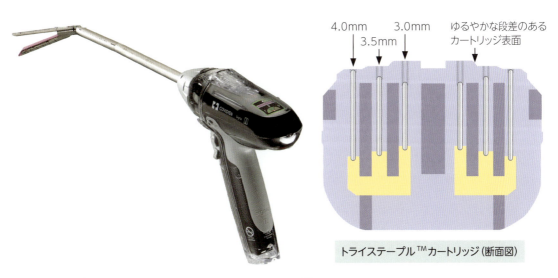

図8 ▶ Signia™ステープリングシステム・トライステープル™カートリッジ

(メドトロニック社より提供)

メカニズム

　片開き構造で，ジョンソン・エンド・ジョンソン社製とは異なり，アンビルジョーが固定され，カートリッジジョー側が閉じる動きをする。

　トライステープル™カートリッジは，ワンサイズで広い範囲の厚みの組織に使用できるとされている。また，カートリッジ表面にはゆるやかな山型の段差があり，挟んだ組織を打針操作で先端方向と側方に流出させて徐々に圧縮・縫合する。これにより組織損傷のリスクが軽減され，縫合部の血流もより良好に維持されることが期待される。

注意点

- ジョーの根元の構造，および打針とともに組織を圧縮する仕組みであることから，前方への組織流出があり，仮に60mmカートリッジであっても，実際は組織を60mmフルに切離することは困難で，狙った回数での臓器離断が難しい。
- 打針と同時に圧縮するため組織に急な負荷がかかり，臓器の裂傷，クランプ面からの組織流出による針孔開大，ステープル形成不全などが心配である。
- ほぼすべての操作が電動で行えるが，ボタンの扱いに慣れが必要で，特にジョーの開閉と屈曲が意図せず起こることがある。
- 「非常に厚い組織用」のブラックカートリッジには15mm径トロッカーが必要である。

大切なこと

- 各社製品の選択は，どちらか一択というような場面は少ないですが，それぞれの特徴を理解し慣れておく必要があります。
- 腸管壁の厚みに比べ，ステープル脚長が高すぎると出血の原因に，低すぎると縫合不全の原因になるため，臓器の厚みや状態に応じて適正なカートリッジサイズ（色）を選択して下さい。

若手医師の間に必ず身につけておいてほしいこと

　本章では，上部消化管手術で頻用される，各種エナジーデバイス，自動縫合器について概説しました。軽視されがちな部分ではありますが，これらの構造，メカニズム，注意点を十分に理解した上で操作し，質の高い手術，美しい手術をめざして下さい。各シーンでの具体的な使い方については，本書でエキスパートの手技や動画を参考にして下さい。

　本章が，若手医師の技術向上，そして1人でも多くの患者さんの命を守ることにつながれば幸いです。

文献

1) 渡邊祐介：FUSE資格者が教える電気メス 使いこなすための原理と意外と知らないリスク．メジカルビュー社，2022．
2) NPO法人国際健康福祉センターデバイス研究会，編：手術室デバイスカタログ 外科医視点による性能比較・解説．金原出版，2022．
3) 泉工医科工業株式会社：電気メスってなんで切れるの？ 止血できるの？～電気と熱の科学編～．2023．[https://www.mera.co.jp/column/7564/]（2024年12月閲覧）
4) 川島 淳，他：腹腔鏡下大腸癌手術．手術．2023；77(12)：1721-9．
5) 蜂屋弘之，他：超音波凝固切開装置のキャビテーション発生に関する基礎的検討．超音波医学．2012；39(2)：101-11．
6) Hayami M, et al：Lateral thermal spread induced by energy devices：a porcine model to evaluate the influence on the recurrent laryngeal nerve. Surg Endosc. 2019；33(12)：4153-63．
7) Hayami M, et al：Steam induced by the activation of energy devices under a wet condition may cause thermal injury. Surg Endosc. 2020；34(5)：2295-302．
8) Lin YC, et al：Electrophysiologic monitoring correlates of recurrent laryngeal nerve heat thermal injury in a porcine model. Laryngoscope. 2015；125(8)：E283-90．

4

食道亜全摘術①
頚部吻合

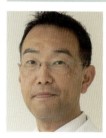

角田　茂(つのだ・しげる)
京都大学消化管外科 講師

1998年	京都大学医学部卒業,京都大学医学部附属病院外科
1999年	滋賀県立成人病センター(現・滋賀県立総合病院)外科
2002年	静岡市立静岡病院外科
2004年	京都大学消化管外科
2006年	王立アデレード病院食道胃外科 フェロー
2008年	京都大学大学院修了,市立長浜病院外科
2010年	京都大学消化管外科 医員
2011年	京都大学消化管外科 助教
2016年	現職

手術のポイント

- 食道切除に限らないが,郭清対象の組織と温存すべき組織において結合組織による境界がある部分に関しては,しっかりとその間隙を視認する。明確な境界のない部分については,十分に郭清組織を衝立(ついたて)状に展開してから,外科医の判断でその境界を決定する。
- 縦隔内での解剖の誤認は,重篤な合併症に直結するため,細かな手順に拘泥することなく,容易に剥離できる部分は先に剥離を行い全体像の把握に努める。
- 各施設の経験やリソースに応じて手術適応を決定し,躊躇せず高次機関への紹介を検討することが重要である。

手術の情報・手術適応

　　経右胸腔食道切除・頚部吻合の術式は，McKeown esophagectomyとも称される。症例によっては，頚部操作を行わない右胸腔内吻合（Ivor-Lewis esophagectomy）も選択肢となりうるが，頚部食道傍（No.101L）リンパ節の完全郭清は胸腔内からは不可能と考えており，No.101Lリンパ節の郭清が必要な症例では原則，本術式を標準手術としている。

　　手術適応は，R0切除が可能な食道癌となる。　病変の口側が頚部食道（cervical esophagus；Ce）にかかる場合，どこまでを喉頭温存での手術適応とするかは各施設の技量にゆだねられるが，筆者らは内視鏡にて病変の口側にクリップを打てる視野が確保できれば，病変は食道入口部の上部食道括約筋（upper esophageal sphincter；UES）よりも肛門側ととらえ，クリップを切除範囲に含めた切除と残食道の吻合が可能と考えている。

　　再建経路については，術後の嚥下がスムーズな後縦隔経路での再建を基本としているが，縫合不全のリスクの高い症例（ステロイド内服中やサルベージ症例），あるいは縫合不全時のドレナージ手術が困難と予想される広範に胸膜癒着のある症例では，胸骨後経路再建としている。

　　空腸再建を行う際には，胸壁前経路再建として内胸動静脈からの血管吻合を付加している（supercharge／superdrainage）。

　　現在では，　わが国の食道切除術における低侵襲手術の割合は80％を超えており，JCOG1409試験により胸腔鏡下手術の開胸手術に対する全生存期間での非劣性が示されたため，本章では標準術式として胸腔鏡下手術を中心に解説していく。動画には一部ロボット支援手術が含まれているため参照されたい。

手術方法

体位など

　　スパイラルチューブによる両肺換気下に，完全腹臥位で左側を約13°下げるベッドローテーションを行い，8～10mmHgでの人工気胸下に手術を行う。

　　体位については，ロボット使用時と従来型胸腔鏡使用時で同様の体位としているが，ロボット支援手術の際には第3肋間の第4アームと右上腕が干渉するため，患者をベッド右端に寄せて極力右腕を内側に寄せるようにして，3°頭高位としている（**図1A，B**）。

ポート配置

第9肋間肩甲骨線のやや背側よりoptical法でカメラポートを挿入する。肝損傷の予防のため，極端な右横隔膜の挙上がないことは，事前にCTや胸部X線画像にて確認しておく。

肋間筋，胸膜直下の脂肪織を視認しながら押し進めると，ポートの先端で胸膜に小孔があき右肺下葉が視認される。そのまま10時方向（患者尾側背側）に進めると横隔膜が視認されるため，右肺下葉との境界を十分に進め，ポートの外筒を確実に胸腔内に挿入した後人工気胸を行う。

ポートの内筒先端に小孔があり，内筒を装着したまま送気可能なポート（Kii Fios First Entry Access System, Applied Medical Japan社）は，内筒先端での胸膜穿破後すぐに送気が可能で，肺の虚脱が得られるため有用である。気腫性変化の強い症例では肺の虚脱が悪い場合があるため，十分な虚脱が得られるまでは10〜12mmHgまで気胸圧を上げることも考慮するが，いったん虚脱が得られれば6〜8mmHgに下げても術野は確保できることが多い。送気排煙装置は，当院ではAirSeal®を用いている。

ポート配置は図1A，Bの通りに行っている。

> **大切なこと**
>
> 肺尖部など肺の背側の癒着は手術開始時に容易に認識されますので，その有無を確認して適切な剥離を行うのはもちろんですが，奇静脈弓の上大静脈側付近に右肺上葉の癒着があることも多く，肺の圧排時に出血の原因となるため，あらかじめ確認し，剥離しておきましょう。また，右肺下葉が肺門部を覆うように癒着していると解剖の誤認をまねくため，手術開始時に右主気管支の下縁や下肺静脈の位置関係が明瞭になるところまで，しっかりと癒着を剥離しておくようにしましょう。

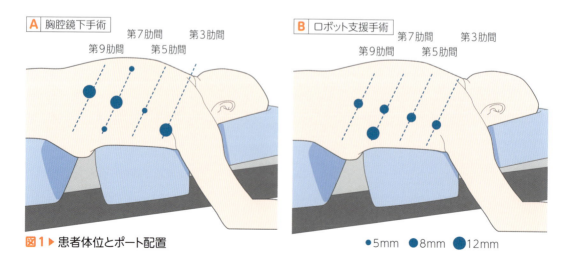

図1▶患者体位とポート配置

食道背側授動(中下縦隔)

　助手(第4アーム)が右気管支を腹側に押さえて,術者左手でガーゼを用いて食道手前(右側)を十分に展開すると,中部食道と胸管周囲脂肪の間の疎な組織間隙が胸膜下に透見されるため,その直上で壁側胸膜を切開する(**図2A,B**)。胸膜直下の黄色い脂肪と結合組織に包まれた胸管周囲脂肪は,明瞭に区別可能である。胸管への直接浸潤が疑われない症例では,胸管は原則温存している。

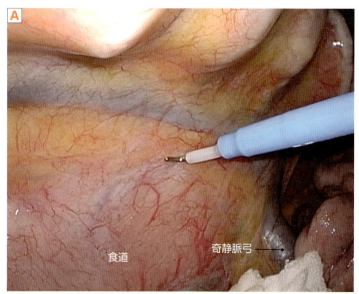

奇静脈弓のやや尾側,食道背側で切開する。

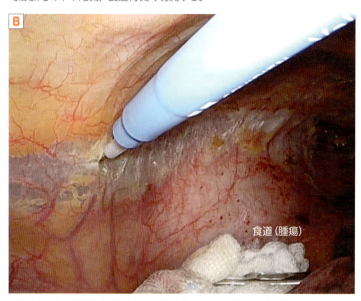

食道をしっかり腹側に展開すると背側の疎性結合組織間隙が明瞭になる。

図2▶縦隔胸膜の切開

食道と胸管の疎性結合組織間隙を広く切離していき，奇静脈に流入する小血管や大動脈からの固有食道動脈は適宜エネルギーデバイスやクリップを用いて切離する。奇静脈弓と食道裂孔により食道は縦隔のおよそ左右中央に固定されているが，その間では左側に偏位している下行大動脈に沿って食道も左側に偏位しているため，食道背側からの剥離授動は1箇所で深く左側へ進むのではなく，頭尾方向に広く剥離を行いながら緊張のかかるところから順に切離し，徐々に食道を右側に引き出していく。

　固有食道動脈を切離し，大動脈腹側の疎性結合組織間隙を左側に剥離していくと，No.112aoAリンパ節領域に到達する。可及的に背側でこれを切離すると左の壁側胸膜に到達するため，胸膜を温存しながらNo.112aoAリンパ節の組織を腹側に剥き下ろしていく（図3A，B）。No.112aoAリンパ節や左下肺間膜（No.112pulLリンパ節）への転移が疑われる症例では，左胸膜を切開し左胸膜ごと食道を右胸腔内へと引き出していく。左胸膜を温存する症例では，No.112aoAリンパ節の左胸膜からの剥離を進め，左下肺静脈の背側を同定しておくと，その後の操作が容易となる。

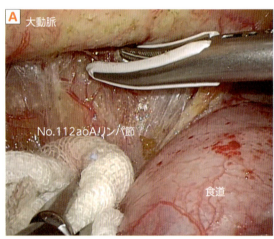 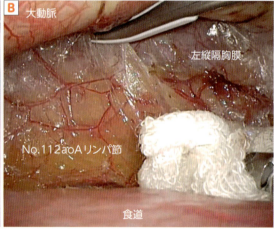

大動脈に沿ってNo.112aoAを郭清する。　　大動脈から離れてから左胸膜に沿って背側の郭清境界を決定する。

図3 ▶ No.112aoAリンパ節郭清

心嚢面剥離

　下肺静脈レベルにて助手（ロボットの際は第4アーム）が胸膜越しに右迷走神経を把持して食道を挙上し，右肺下葉を左手で牽引しながら右下肺間膜（No.112pulRリンパ節）と右肺実質の間を電気メスで鋭的に切離する。肺の腹側も確認し，下肺静脈の損傷には十分注意する。

　右下肺静脈の背側で胸膜の切開を頭側に延長し，そのまま右気管支下縁まで行ってお

く．その後，右下肺静脈の背側の疎性結合組織間隙を左側に向けて剥離を行う．心嚢を下肺静脈の尾側に剥離を進めるとNo.111リンパ節を含む脂肪があるため，郭清を行う症例では心嚢寄りの剥離層を選択する．

次に，右下肺間膜の腹側付着部の胸膜切開を食道裂孔右側に進める．注意深く観察すると，食道裂孔左側の横隔膜脚を覆う腱膜様の白色の線維構造が下大静脈方向に収束しているのが認識される（**図4A，B**）．この線維に沿って剥離を行うと，食道裂孔左側の横隔膜脚に容易に到達でき，No.111リンパ節を含む脂肪組織を衝立状に挙上して（**図4C，D**），下大静脈や腱中心との間から切離して食道側に収束させる（**動画1**）．

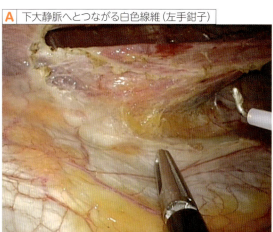
A 下大静脈へとつながる白色線維（左手鉗子）

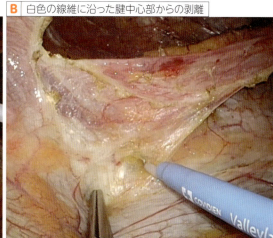
B 白色の線維に沿った腱中心部からの剥離

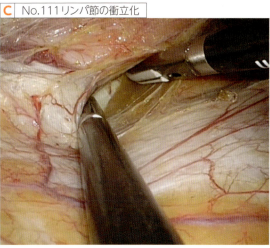
C No.111リンパ節の衝立化

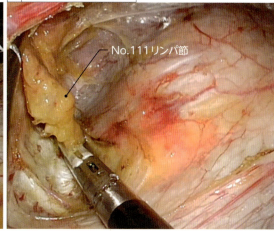
D 腹側の郭清境界の決定

図4 ▶ No.111リンパ節郭清

動画1

気管分岐部郭清

　下肺静脈の頭側には，気管分岐部尾側の三角形のスペースにNo.107リンパ節，No.109リンパ節が存在する。心嚢面の剥離を頭側に向けて先行し，左右気管支の軟骨に到達しておく。

　次に，右気管支の膜様部を露出した後，右気管支下縁とNo.107～109リンパ節の間の疎な部分（すなわち気管鞘）を腹側に入り，先に剥離しておいた心嚢面に到達する。気管分岐部尾側の三角形の各頂点に相当する部分，すなわち分岐部直下と両側の肺門部は血管やリンパ管などが密集しているため，肺静脈の上縁と気管支の下縁を十分に確認し，No.109Rリンパ節の郭清境界を，適宜デバイスを使用して確実に処理する。右気管支動脈の末梢がこの部分にあることが多く（図5），出血をきたしやすい部分であるため注意が必要である。分岐部直下は頭側のNo.106preリンパ節に向けてリンパ組織が連なることが多く，明瞭な切離線を決定するのが難しい場合もあるが，左右主気管支の下縁を十分に剥離しておき，確実に視認できる部分でデバイスを用いて処理を行う。多少出血がみられてもSURGICEL™やソフト凝固で対応可能である。

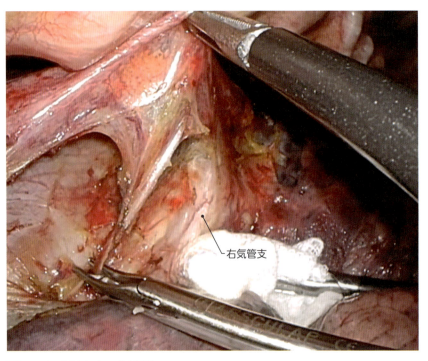

図5 ▶ No.109Rリンパ節郭清

No.109Lリンパ節については，食道切離前に容易に郭清可能であればこのタイミングで行ってもよいが，食道切離後に左主気管支を頭側に転がしながら行うほうが良好な視野下に郭清が可能と考えている．心嚢面と左気管支下縁の軟骨，左下肺静脈の3面に囲まれた部分でNo.109Lリンパ節の左側の郭清境界の決定を行うが，左気管支と左下肺静脈の交差する部分での下肺静脈損傷には十分な注意が必要である．

上縦隔郭清①：左上縦隔の授動

　サルベージ手術以外では，奇静脈弓，右気管支動脈は順次切離し，食道背側の剥離を頚胸境界部に向けて進めていく．上縦隔では，食道は左右頚部からの気管食道動脈支配となっており，食道背側面でこの左右の血流支配の境界部分である血管の少ない光沢のある剥離面を同定すると，容易に頚部までの剥離が可能である（図6A, B）．そのため，食道背側の剥離を先行し，右気管食道動脈を含む間膜様組織（気管食道間膜）を椎体から剥離するような緊張をかけながら胸膜切開を行うようにしている．下縦隔で胸管を切離する症例においても，上縦隔で胸管切除が不要であれば大動脈弓付近までの切除にとどめている．

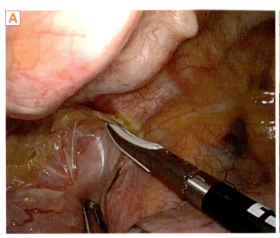
食道背側の左右の気管食道動脈の境界

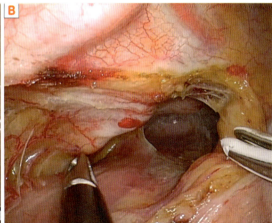
頚部食道の背側まで十分に剥離しておく

図6 ▶ 食道背側の剥離

動画2

　食道背側を頸部まで十分に剥離したあと，食道と気管をまとめて腹側右側に展開し，折りたたまれている左側の気管食道動静脈の「皺を伸ばすように」剥離を行い（図7A，B），血管を処理しながら大動脈弓付近に至ると，薄くなった臓器鞘[1)]から左反回神経が透見される（図7C）。続いて臓器鞘を切開し，左反回神経の食道枝や気管枝を切離し，左反回神経を大動脈弓側へと落としておく（図7D，動画2）。

> **大切**なこと
> 　左反回神経麻痺の原因としては，初歩的な誤認による損傷を除けば，大動脈弓および頸胸境界部での食道枝（や気管枝）を介した過度な牽引が主因であり，早めの食道枝の切離が術後の神経麻痺の回避に重要と考えています。

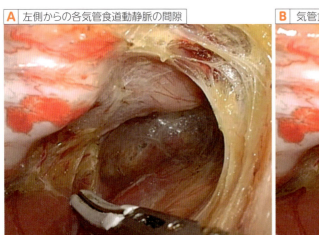

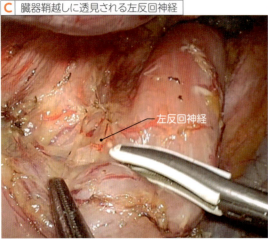

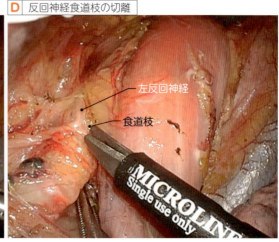

図7 ▶ 臓器鞘左側での剥離授動

上縦隔郭清②：右上縦隔郭清

　大動脈弓付近での左反回神経の食道枝の処理をすませた後に，右気管支動脈の断端を挙上すると，気管に沿って走行する右迷走神経との分離が容易となる．右気管支動脈の気管・気管支方向への末梢枝（迷走神経の肺枝と伴走している）を処理すると，右迷走神経とその肺枝が温存される．迷走神経周囲の剥離可能層に沿って，縦隔胸膜と胸膜下の脂肪組織をまとめて頭側に向けて切開する（図8A）．このときに右鎖骨下動脈の頭側まで十分に切開を行っておくことが，右反回神経の高位分岐の際の誤認防止のために重要である．

　右気管支動脈の牽引により食道が背側に牽引されるため，同じ展開のまま食道と気管膜様部の間を剥離しておく（図8B）．食道と気管膜様部の間はおよそ2列の気管筋（trachealis muscle）と線維弾性膜により固定されており，尾側から頭側に向けて気管長軸に沿って食道を展開挙上すると，気管筋とその間および両脇には鈍的に比較的容易に剥離可能な疎性結合組織間隙が認識される．これを剥離しておくと，食道と気管膜様部の距離を十分に取っての安全な気管筋の切離が可能となる．

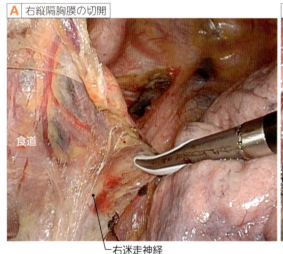

図8 ▶ 右上縦隔郭清

次に，胸膜越しに右気管食道動脈を含む組織を挙上すると，通常は右反回神経の反回部にて反回神経の背側に小さな疎性結合組織間隙が認識される（図9A）ため，その間隙を慎重にトレースすると右鎖骨下動脈に伴走する交感神経の線維が認識され（図9B），これを越えると臓器鞘により形成される間隙に到達する（図9C）。気管・食道側の光沢のある膜（臓器鞘）越しに右反回神経が広く視認され，その背側には（縦隔胸膜と）右気管食道動静脈を含む組織が天井を形成するため，この天井部分をシーリングデバイスで切離する（図9D）。

縦隔胸膜の最頭側部を越えてからは，そのまま真っすぐに食道に当たるよりは，食道の走行に沿って外寄り（患者右側寄り）で右気管食道動静脈の処理を行う。この操作を，頸胸境界部を越えて十分頭側まで行うことで，No.106recRリンパ節からNo.101Rリンパ節にかけての郭清組織が胸腔内に引き出されてくる。

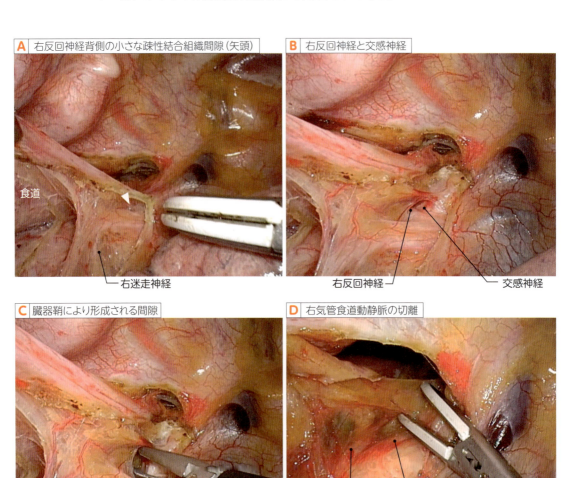

図9▶右反回神経周囲郭清

ここからは，臓器鞘の切開，食道枝の処理，反回神経の腹側への遊離温存を行う。適宜，食道および郭清組織を，気管軟骨部沿い，および膜様部との間の疎性結合組織間隙で剥離し，腹側の郭清深度を決めながら郭清組織を食道に収束させていく（**図10，動画3**）。

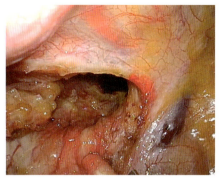

図10 ▶ 郭清組織の食道への収束

> **大切**なこと
>
> 食道と気管膜様部の剥離は，膜様部を損傷しないように十分な注意が必要です。気管筋の走行を意識して，気管長軸に沿ってまばらな剥離層を探しながら行いましょう。

動画3

食道切離から中下縦隔郭清の仕上げ

腫瘍が胸部中部食道（middle thoracic esophagus；Mt）以下に位置する症例では，大動脈弓の高さで食道を切離している。先の操作で左反回神経は腹側に温存されているため，切離予定部の食道を血管テープでテーピングし，コントロールしながら45mmのリニアステープラーで食道を切離する（**図11A**）。胸腔鏡では第3肋間のポートから，ロボットの際には助手用ポートからステープラーを挿入している。

A 食道の切離	B 気管・左気管支角でのNo.106recLの気管鞘からの剥離

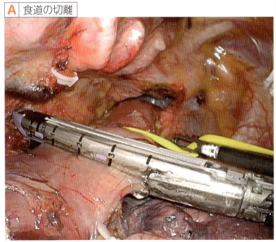
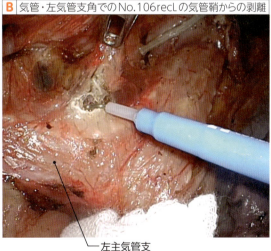

―左主気管支

図11 ▶ 食道切離と左上縦隔郭清

4 食道亜全摘術① 頚部吻合

食道の切離後に左気管支膜様部を広く露出する．No.106tbLリンパ節の郭清を行う症例においても転移が疑われない限りは，左反回神経周囲の脂肪は反回部まで追求するにとどめ，肺動脈を広く露出するような郭清は行っていない．気管血流を考慮し，左気管支動脈は原則温存し，食道にも流入している場合には左気管支上縁にて切離し，左気管支左側の軟骨部は気管・気管支角の部分を除いて露出しないように心がけている．肺枝の温存のため，左迷走神経は左気管支下縁付近で切離する．

　No.109Lリンパ節の郭清が終わると，残りはNo.112pulLリンパ節の郭清となる．左胸膜は腫瘍学的に問題なければ温存を心がけており，左下肺静脈の部位で左縦隔胸膜の折り返りを意識し，左下肺静脈の尾側に位置するNo.112pulLリンパ節の頭側縁から郭清を行っていく．左肺実質との間の疎性結合組織間隙を意識しながら横隔膜上まで郭清を続け，食道に収束させる．

> **大切なこと**
>
> 　食道の「外膜」と呼ばれる結合組織は肉眼的な膜としての認識は困難で，外膜は薄く容易に外縦筋が挫滅されるため，食道を鉗子で直接把持することは極力行わないようにしています．特に，再建に使用する口側食道の損傷には十分な注意が必要です．

上縦隔郭清③：左反回神経周囲郭清

　既に左反回神経の反回部は明らかになっているため，気管・左気管支角のNo.106recLリンパ節とNo.106tbLリンパ節の境界部に相当する気管左側の脂肪組織を挙上し，気管軟骨周囲の気管鞘より剥離する（**図11B**）．

　反回部のレベルで左反回神経周囲郭清の尾側縁を決定し離断した後，右反回神経周囲の郭清と同様に反回部から頚部に向けて郭清を行う．左側からの気管食道動静脈の処理が行われていない箇所があればこれを処理し，臓器鞘の切開と反回神経食道枝の処理，反回神経の左腹側への遊離温存を行う．そして，郭清組織を把持挙上して腹側を切離し，頭側に向けて剥き上げ食道に収束させていく．

　ここでは，交感神経心臓枝を左腹側の郭清境界としている（**図12A**）．頚胸境界部では食道断端が視野の妨げとなるため，右胸壁方向にインターナルオーガンレトラクターを用いて軽く展開している．反回神経から，いわゆる等状の食道枝が分岐する頚胸境界部までは恒常的に胸腔内から郭清可能であり，この食道枝は鋭的に切離しておく（**図12B**，**動画4**）．

動画4

> **大切なこと**
>
> 左頸胸境界部を越えて頭側にどこまで郭清するかについては，上縦隔の背腹方向の広さ次第と考えています．一般に，縦隔が広い症例では頸部からの視野は深いことが多いため，操作の行いやすい胸腔内からの郭清を優先しています．一方，縦隔の狭い症例では気管左側の食道を右側まで引き出す手技が必要で，頸胸境界部では牽引損傷による反回神経麻痺のリスクが高くなると考えています．縦隔の狭い気管左側に食道がシフトしている症例では，頸部からの郭清操作が容易であることが多いため，胸腔内から無理して郭清する必要はないと考えています．

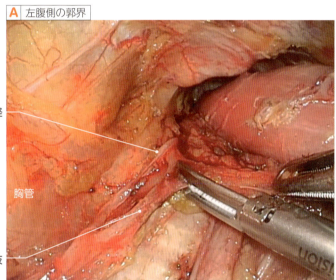

A 左腹側の郭界

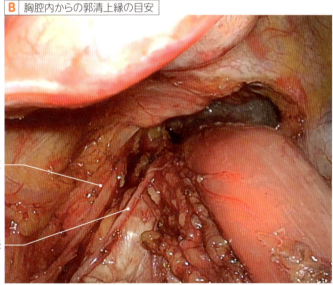

B 胸腔内からの郭清上縁の目安

図12 ▶ 左頸胸境界部郭清

頚部郭清

　主占居部位が胸部上部食道（upper thoracic esophagus；Ut）またはMtの症例では，No.101Lリンパ節郭清に加えて，原則として両側の鎖骨上リンパ節郭清を行っている。皮膚切開は，鎖骨頭から1横指頭側で左右外頚静脈内側縁を結ぶ襟状切開を行う。出血予防のために，エピレナミン含有の0.5%キシロカイン®注射液で創部に局所麻酔を行っている。広頚筋を切離し，胸鎖乳突筋前面で皮弁をなるべく広く作成する。正中の浅頚静脈は可及的に温存し，郭清にあまり関係のない正中の皮弁作成は最小限にとどめる。

　胸鎖乳突筋の胸骨枝と鎖骨枝の前面を広く剥離し，続いて後面も剥離し，これらをテーピングする。続いて，肩甲舌骨筋も剥離し，胸鎖乳突筋とまとめてテーピングする。肩甲舌骨筋を外側に追いかけると外頚静脈の背側に入るため，皮弁作成時に外頚静脈が認識できない場合にも認識が可能となる。胸鎖乳突筋や肩甲舌骨筋を筋線維が露出するように剥離すると，前頚筋群や甲状腺，頚動脈や内頚静脈，鎖骨上窩の郭清対象となる脂肪組織は，中頚筋膜と呼ばれる白色調の膜状組織として認識される密性結合組織の背側に存在する（**図13**）。胸骨舌骨筋の外側縁でこれを切開し，内頚静脈の外側（頚動脈鞘）に沿って背側に向けて剥離を行うと斜角筋前面の深頚筋膜に達する。深頚筋膜を破らないように（斜角筋の筋腹を露出させないように）外側に向けて剥離を行うと，頚横動脈やさらに背側の横隔神経は温存された状態で，鎖骨上窩の郭清対象の脂肪組織の内側および背側面が確保される。

　続いて，胸鎖乳突筋を内側に牽引し，外頚静脈の内側で中頚筋膜を切開して外頚静脈を尾側にたどると鎖骨下静脈に達し，内頚静脈，鎖骨下静脈，外頚静脈がU字型に確認されるため，深頚筋膜前面で脂肪組織を浮かせていく。

No.104リンパ節郭清

　No.104リンパ節郭清の頭側は輪状軟骨下縁と規定されているが，実際は肩甲舌骨筋の高さを目安としている。外頚静脈に沿って背側に郭清組織を剥離すると，内側より確保している深頚筋膜前面に連続することができる。頭側外側の境界は鎖骨上神経を目安として（**図14**）上縁を決定し，電気メスなどで離断して郭清組織を深頚筋膜前面から剥離していくと，通常は頚横動脈からの分枝が流入しているため，これを結紮し処理を行う。

　郭清の尾側縁は鎖骨下静脈の頭側縁（視認できない場合は鎖骨上縁）として，郭清組織は静脈角に向かい収束していくため，静脈角のところで結節して切離する（**図15**）。

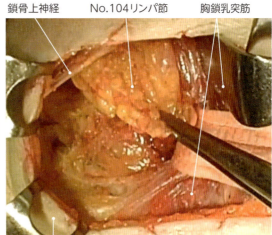

図13 ▶ 中頚筋膜の切開

図14 ▶ No.104リンパ節郭清の頭側縁

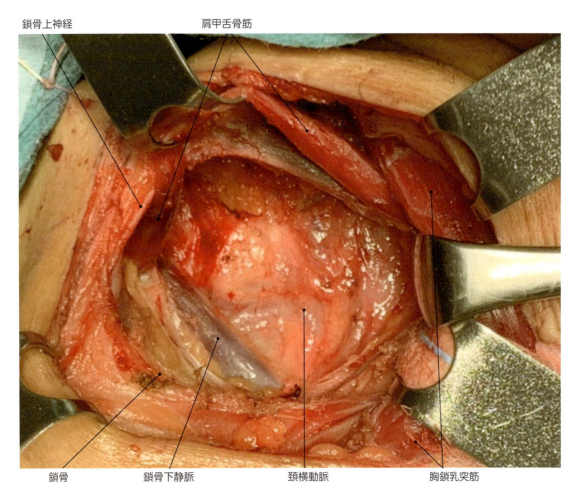

図15 ▶ No.104リンパ節郭清終了後

No.101Lリンパ節郭清（図16）

No.101Lリンパ節の郭清は，左前頸筋を切離し，左甲状腺下極を意識しながら気管前面から食道に向けて脂肪を郭清していく．胸腔内から露出している気管左壁や反回神経を確認し，反回神経よりも腹側の組織は反回神経と気管の間を通して背側に落とし，胸腔内からの郭清組織に連続させて，最終的に食道壁より切離し摘出する．

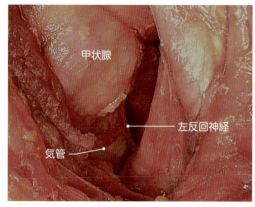

図16 ▶ No.101Lリンパ節郭清

No.101Rリンパ節郭清

No.101Rリンパ節については，胸腔内から下甲状腺動脈のレベルまで郭清を行うことを常としており，通常は頸部からは郭清を行っていない．

胃管作成と再建

腹腔内の郭清操作については噴門側胃切除と同様であり，ここでは詳細は述べない（☞ 9章「噴門側胃切除術──ロボット支援噴門側胃切除術」参照）．

後縦隔・胸骨後の再建経路によらず，小開腹は心窩部7cmの上腹部正中切開として，標本を引き出し，リニアステープラーを用いて胃管を作成する．進展性の悪い胃角部小弯を切除するように前庭部から約4cmの胃管を作成し，胃体部からは胃管幅を太くして小弯血管の胃壁への流入部を目安にステープリングを行うことで，胃壁内血流ネットワークの温存に努めている．

胃管挙上前に，十二指腸球部前壁より9Frの腸瘻チューブをTreitz靱帯手前まで約20cm挿入し，頸部での食道胃管吻合終了後に胃管を直線化し，チューブを体外に誘導する．後縦隔経路の場合は十二指腸と腹壁の直接の縫合固定が不可能なため，肝円索周囲の腹膜などを用いてチューブが腹腔内に露出しないように瘻孔化している．

頸部での食道胃管吻合は，Mtまでの症例で残食道に余裕があればリニアステープラーによるCollard変法を，残食道の短い症例ではサーキュラーステープラーを用いた端側吻合を行っている．

> **大切なこと**
>
> 術後の食道裂孔ヘルニア予防のため，胸骨後再建では食道裂孔の非吸収糸による縫合閉鎖，後縦隔再建では非吸収糸による横隔膜脚への胃管の固定と，必要に応じた食道裂孔の縫縮が重要です．

手術後について

　手術室での抜管を原則として，ICU入室後より経腸栄養を10mL/時で開始し，1日10mL/時ずつ60〜70mL/時まで段階的に増量し，補液についてはドライサイドでの管理を基本としている。利尿期には補液をさらに控えることで，胸水の排液量も抑えることができる。胸腔ドレーンは200mL/日以下，頸部ドレーンは30mL/日以下を抜去の目安としている。

　術後第7病日に，CTと内視鏡検査により吻合部などの評価を行い，経口摂取可能と判断されれば，言語聴覚士による嚥下評価に応じて食事形態をアップし，退院後も3カ月程度は経口摂取と経腸栄養を併用している。

若手医師の間に必ず身につけておいてほしいこと

　開胸での食道切除術が標準的であった時代では，縦隔深部の景色は術者のみが知りうるもので，第2，第3助手として参加していたときには食道さえも見えないような状態で鉤を引き，手術書で術野を想像しながら手術記録を書いたものでした。内視鏡手術の導入により拡大視での術野の共有が可能となり，さらに人工気胸と腹臥位の導入により，出血そのものも減少し，かつ滲出液などは腹側に流れるため，術野は心がけ次第でかなりドライに保てるようになりました。また，人工気胸による縦隔の拡大と横隔膜の低下により下縦隔の術野は圧倒的に改善しました。

　そのため，執刀経験を重ねた者しか理解しえなかった縦隔の微細解剖が，今や万人に明らかになり，経験したことのない術式についても術前に十分な予習を行うことが可能となりました。努力次第では，かなり短いラーニングカーブで高い到達点に達することが可能になったと思います。

　食道切除術に限りませんが，良い手術とは，切除が不要な部位に与える傷を最小限にしながら，切除が必要な解剖学的，すなわち疎性結合組織で覆われたコンパートメントを完全に切除することと考えています。そのためには，臨床解剖に即した郭清コンセプトの正確な理解が重要であり，本章がその一助となれば幸いです。

文献

1) Tsunoda S, et al：Mesenteric excision of upper esophagus：a concept for rational anatomical lymphadenectomy of the recurrent laryngeal nodes in thoracoscopic esophagectomy. Surg Endosc. 2020；34(1)：133-41.

5

食道亜全摘術②
胸腔内吻合 (Ivor-Lewis)

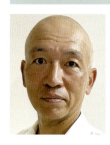

田中英治(たなか・えいじ)
医学研究所北野病院消化器外科 副部長

1998年　神戸大学医学部卒業
2007年　京都大学大学院医学研究科修了，
　　　　京都大学消化管外科 医員，高山赤十字病院外科 医員
2008年　京都大学消化管外科 助教
2012年　韓国Yonsei大学胃外科 clinical fellow
2013年　京都大学消化管外科 助教
2015年　神戸市立医療センター西市民病院外科 医長
2019年　現職

手術のポイント

- 大弯の処理では，後に吻合部を被覆するために，左胃大網動静脈根部付近の大網と胃脾間膜の脂肪組織は，動静脈の立ち上がりのレベルで処理する．胃脾間膜を衝立状に展開すれば，脾上極付近でも短胃動静脈の立ち上がりのレベルでの処理が容易となる．
- 筆者らは，食道胃管吻合については，食道右壁と胃管大弯後壁をオーバーラップ法により吻合している．逆流防止機構は伴わないため，食道の切離は大動脈弓上縁レベルとし，上縦隔での吻合とする．
- 上縦隔の狭い空間での吻合となるため，食道胃管側々吻合では，比較的取り回しの容易な30〜35mmのステープラーを用いると行いやすい．
- 共通孔の閉鎖では，運針を自在に行えるようにしておくことが重要である．
- 共通孔閉鎖部は大網／胃脾間膜でしっかり被覆する．

手術の情報・手術適応

　従来，食道癌の手術において，わが国では頸部郭清を伴う3領域郭清と頸部吻合が主に行われてきた。

　どのような症例に頸部郭清の必要があるのかというクリニカルクエスチョンに対して，現在，JCOG2013としてランダム化比較試験が行われている[1]。

　一方，筆者らは，頸部郭清を伴わない食道癌に対する胸腔鏡・腹腔鏡（ロボット支援手術を含む）を用いた胸腔内吻合を，縫合不全の少ない安全な方法として，良好な長期成績と併せて報告してきた[2]。

　また，近年増加傾向にある食道胃接合部癌においては，食道浸潤長に応じて切除郭清範囲が整理されつつある[3]（☞ **6章「食道胃接合部癌に対する手術」参照**）。

　腹腔鏡・胸腔鏡下食道亜全摘術（胸腔内吻合）は原則として，頸部のNo.104リンパ節郭清を行わない症例，具体的には，胸部下部食道癌，腹部食道癌，大動脈弓上縁レベルで切離を行う食道胃接合部癌が適応となる。食道癌は異時性喉頭癌・咽頭癌を認めるケースも多く，頸部の術後や放射線照射後などで頸部切開を置きたくないケースは良い適応となる。

　本章では，本術式の腹部操作における大弯操作と胃管作成および経裂孔による下縦隔郭清，胸部操作における食道胃管吻合を中心に説明する。

手術方法

準備（体位，ポート配置，術野展開）

手術の概略

　手術は砕石位で開始し，腹腔鏡下に腹部下縦隔のリンパ節郭清および胃管作成を行う。ついで，腹臥位に体位変換した上で縦隔郭清を行い，口側食道を切離する。切除標本を腹腔内に還納し，胃管を胸腔内に引き上げ上縦隔で食道胃管吻合を行う。最後に，仰臥位に戻し腹腔鏡操作を再開する。標本を回収した上で，胃管前壁と横隔膜の固定および腸瘻造設を行い，手術を終了する。

　腹部操作のポート配置を **図1A** に，胸部操作のポート配置を **図1B** に示す。

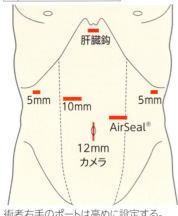
A 腹部操作のポート配置

術者右手のポートは高めに設定する。

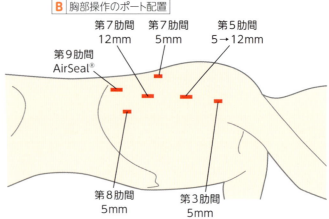
B 胸部操作のポート配置

第5肋間のポートは食道切離時に12mmに入れ替える。

図1 ▶ ポート配置

腹部操作

大弯側の処理，胃脾間膜の処理（動画1）

動画1

　頭高位13〜15°とし，助手に胃体部前壁の可及的小弯寄りを愛護的に把持挙上させ，胃大網動静脈の走行および網嚢を確認する。胃大網動静脈から離れた部位で大網を切離し，網嚢に入る。大網の切離がある程度左側まで進むと，胃の後壁を把持できるようになる。胃の後壁を把持できるようになれば，胃大網動静脈をロールアップして胃の後壁小弯よりを愛護的に把持し腹側に牽引することで，左胃大網動静脈の処理に必要なテンションを得ることが可能となる。

　左胃大網動静脈根部付近の大網と胃脾間膜の脂肪組織は後に吻合部の被覆に使用するため，左胃大網動静脈と短胃動静脈を根部付近の立ち上がりで処理し，胃側につけておく（図2A）。この際，胃穹窿部後壁を助手が愛護的に把持し，腹側に牽引する。尾側から可及的に処理を行った後，脾上極の右側で腹膜を切開し，左側横隔膜脚をランドマークに剥離を行うことで，脾上極が確認される（図2B）。この操作により胃脾間膜を衝立状に展開することが可能となり（図2C），短胃動静脈根部の立ち上がりを意識しながら脾上極まで安全に切離できる。

大切 なこと

- 噴門側胃切除の章（☞9章「噴門側胃切除術──ロボット支援噴門側胃切除術」参照）でも述べられていますが，脾の上極を開放しておくと，短胃動静脈を根部で処理する際に有用です。
- また，大弯の操作を通じて，右胃大網動静脈の血管茎を把持できず胃を把持する際は，愛護的に把持する必要があるため，通常の胃切除と比較して注意を要します。把持する位置と力の入れ加減，テンションのかけ具合は，一手一手丁寧に行いましょう。

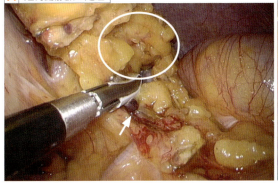
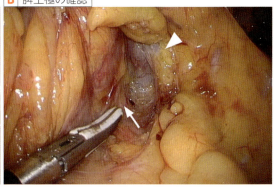

後に吻合部の被覆に使用するため，短胃動静脈は根部付近の立ち上がり（矢印）で処理し，胃管側につけておく。円内：後に共通孔被覆に使用する大弯側の脂肪組織

脾上極の右側で腹膜を切開し，左側横隔膜脚（矢印）をランドマークに剥離を行うことで，脾上極（矢頭）が確認される。

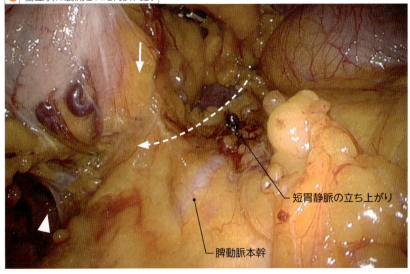

脾上極（矢頭）を確認することで，胃脾間膜（矢印）を衝立状に展開（破線矢印）することが可能となる。

図2 ▶ 大弯側および，胃脾間膜の処理

小弯処理：胃管作成（動画2）

動画2

　小網の切離を行ったあと，小弯側crow's footの末梢側で左胃動脈と右胃動脈領域の分水嶺を確認する。まず，前壁側から胃壁への流入枝を処理し，胃壁を広く露出する。右胃動脈領域との交通枝はシーリングデバイスで切離可能なケースが多いが，しっかりとシールするように注意する。後壁側の胃壁への流入枝も処理を行い，後壁側も胃壁を露出しておく。

　次に，小弯側から胃管作成を開始する。1回目は45mmのリニアステープラーを用い

5 食道亜全摘術② 胸腔内吻合（Ivor-Lewis） 69

て斜めに切離し，広めの胃管を作成する（図3A）。その後は，小弯側血管の胃壁流入部位をおおよその目安として，助手が胃壁を伸展牽引し，軸を合わせながら，大弯と平行に60mmカートリッジを用いて胃の切離を繰り返す（図3B）。

食道胃接合部癌で胃側の切離ラインに注意が必要な症例では，術中内視鏡で切離ラインの確認を行った後に切離を行うことが必要となる場合がある。

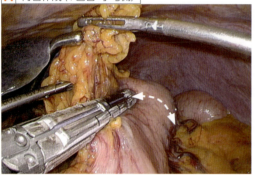

A 胃管作成（1回目：小弯側）

1回目は，45mmカートリッジを用いて斜めに切離し，広めの胃管を作成する（破線矢印）。

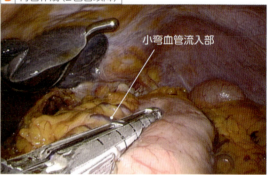

B 胃管作成（2回目以降）

小弯血管流入部

60mmカートリッジを用いて，大弯と平行に胃の切離を繰り返す。

図3 ▶ 胃管作成

下縦隔郭清（動画3）

動画3

下縦隔郭清は食道胃接合部癌に対する手術の章（☞ 6章「食道胃接合部癌に対する手術」参照）に準じるため，本章では概要のみ触れる。

右横隔膜脚に沿って腹膜の切開を開始し，そのまま腹側へ切離を進め，下縦隔郭清の術野確保と胃管を抵抗なく胸腔内へ挙上する目的で，横隔膜腱中心を腹側まで切り上げておく。6章にあるように，視野が十分でなければ肝外側区を脱転してもよい。

右横隔膜脚に沿うように切離を進めると，心臓下包（infracardiac bursa；ICB）が開放される（図4A）。腹側では切り上げた腱中心から心囊後面を同定する。心囊後面が正しく同定されれば，おおむね下肺静脈のレベルまで広く剥離可能となる（図4B）。ついで左側では，開胸を行う場合は開胸とし，開胸としない場合は左胸膜の裏面に剥離可能な層があり，横隔膜脚左側内側から広く同定しておく（図4C）。背側では，食道裂孔の交点から大動脈前面の層に入り，横走する線維に切り込まないように剥離を行い，大動脈前面の層を広く同定しておく（図4D）。胸管は横走する線維の背側にあり，横走する線維に切り込まなければ，直接浸潤のない症例では視認することはない。

腹側では心囊からの下肺静脈の走行を意識し，下肺静脈の損傷に注意する（図4E）。後に作成した胃管を胸腔内へ誘導するため右開胸とする必要があるが，背側大動脈前面の層からICBを右側に切離すれば，下肺間膜背側で右開胸となる。

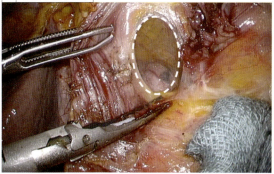
A 心臓下包（ICB）

右横隔膜脚に沿うように切離を進めると，ICBが開放される（円内）。

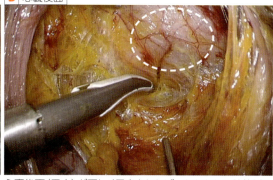
B 心嚢後面

心嚢後面（円内）が正しく同定されれば，おおむね下肺静脈のレベルまで広く剝離可能となる。

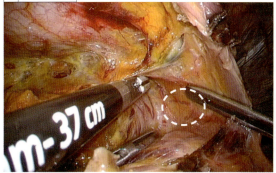
C 左胸膜裏面

左胸膜の裏面（円内）に剝離可能な層があり，横隔膜脚左側内側から同定可能である。

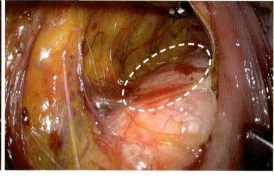
D 大動脈前面

食道裂孔の交点から大動脈前面の層（円内）に入り，横走する線維に切り込まないように剝離を行い，大動脈前面の層を広く同定する。

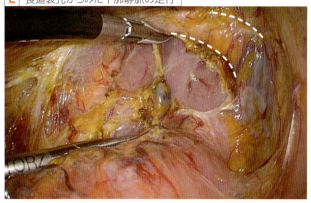
E 食道裂孔からみた下肺静脈の走行

下肺静脈は心嚢から背側方向に丸みをもって走行する（破線）ことが多く，心嚢後面から剝離をつなげる際には注意を要する。

図4 ▶ 下縦隔郭清

> **大切なこと**
>
> 　下縦隔郭清の際，右側：ICB，腹側：心嚢後面，左側：左胸膜の裏面，背側：大動脈前面，以上4つのランドマークはいずれも光沢のある剝離可能層として認識可能です。4つのランドマークを意識することで，操作はシンプルになります。

5 食道亜全摘術② 胸腔内吻合（Ivor-Lewis） 71

胃管の胸腔内への挿入（動画4）

動画4

　郭清終了後，臍創部に4cm程度の小切開を置いて，ラップディスクを装着し，気腹をいったん終了する。作成した胃管を先端から体外に誘導し，4-0モノフィラメント吸収糸を用いて胃管ステープル断端の漿膜筋層縫合を追加する。胃管先端部で血流に不安のある部位はあらかじめ切離しておく。胃管を強く牽引すると右胃動脈を損傷する可能性があるため愛護的に行い，胃管先端部に牽引用の綿テープを縫合しておく。遠位側の補強は難しければ無理に行う必要はない。

　補強が終了すれば，再度気腹を行い，綿テープと胃管を順に縦隔内へ挿入する。胃管はステープル（小弯）が患者右側を向くように挿入し，ねじれないように注意する。後に再度気腹を行い，臍部から標本を摘出し，胃管の固定などの腹部操作を行うため，創部は仮閉鎖とし，防水ドレープを貼付して腹部操作を終了する。

胸腔鏡操作

　患者を右上肢挙上の完全腹臥位に体位変換して，胸腔鏡操作に移る。まず，第9肋間肩甲骨下端突起のやや背側より12mmポートを胸腔内へ，optical法にて挿入する。6～8mmHgで人工気胸を行い，スコープ観察下に第7肋間から12mmポート，第3，5，7，8肋間にそれぞれ5mmポートを挿入する（図1B）。

　人工気胸により視野が確保されると，郭清が終了した下縦隔と食道裂孔から挿入された胃管の先端と綿テープが確認される。

　中縦隔・上縦隔郭清は症例ごとの必要に応じて，食道亜全摘術（頸部吻合）に準じて行う。本章では胸腔内吻合について概説する。通常，郭清操作ではカメラポートの位置は第9肋間としているが，吻合操作ではカメラを第7肋間とし，術者は第5，9肋間からの操作とする。第5肋間ポートは，食道切離時に12mmポートに入れ替えている。

胸腔内食道胃管吻合：オーバーラップ法（動画5）

吻合準備

動画5

　筆者らは，右反回神経周囲リンパ節郭清および中縦隔郭清を行った後，食道を切離して左反回神経周囲郭清を行っている。食道は大動脈弓上縁を目安に，45mmリニアステープラーで切離する（図5）。補強材付きリニアステープラーで切離を行うと，後に食道断端の取り回しが容易となり，共通孔作成のためのリニアステープラーの挿入や共通孔閉鎖時の運針が容易となる。

　郭清終了後，標本は食道裂孔を通して腹腔内に還納する。食道断端を軽く尾側に牽引し，背側胸壁に吻合予定部位をマーキングしておく（図6A）。次に，愛護的に胃管を胸腔内に誘導する。この際，ステープル断端補強側（小弯側）が術野手前を向いていれば，

胃管にねじれはないと考えてよい．胃管を直線上にたるみがなくなるまで挙上し，先ほどマーキングした吻合予定部位を参考に胃管吻合予定部にもマーキングを行う（図6B）．

余剰胃管の血流に不安のある場合は，漿膜筋層縫合を外した上で，ステープラーを用いて余剰部分を切離することもある．切離した場合は，術後の胃管肺瘻形成予防のため漿膜筋層縫合を行ってステープルラインの埋没を行う．

> **大切なこと**
>
> 胃管の挙上時に胃管を愛護的に扱うことは非常に大切です．通常，腹腔鏡操作時に腱中心を切開しており，食道裂孔を開大しているため大網脂肪が引っかかることは少ないですが，抵抗を感じた際に無理に挙上することは危険です．通常の腹腔鏡／胸腔鏡操作と同様に，立体感を持って，頭側方向への牽引操作だけでなく，手前方向への牽引操作を意識すると挙上性が上がります．焦らず，ゆっくり操作を行うことが重要です．

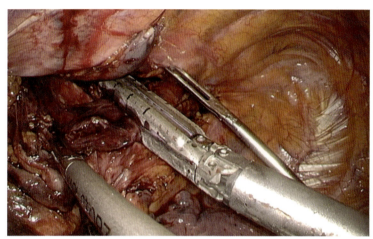

図5 ▶ 食道切離
大動脈弓上縁を目安に45mm補強材付きリニアステープラーで切離する．

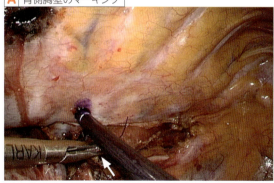

A 背側胸壁のマーキング

食道断端（矢印）を軽く尾側に牽引し，背側胸壁に吻合予定部位をマーキングしておく．

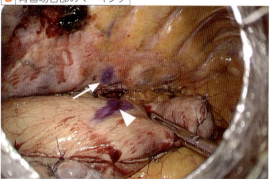

B 胃管吻合部のマーキング

背側胸壁のマーキング（矢印）を参考に，胃管吻合予定部にマーキング（矢頭）を行う．

図6 ▶ マーキング

5 食道亜全摘術② 胸腔内吻合（Ivor-Lewis） 73

食道胃管吻合（図7）

食道断端右側から，断端に平行に食道を切開する（図8A）。食道の内腔粘膜面をしっかり確認することが重要で，経鼻胃管を用いて内腔からテンションをかけて食道を切離すると容易になる。3-0モノフィラメント吸収糸を用いて食道全層に1針支持糸をかけて，後の操作に使用する。

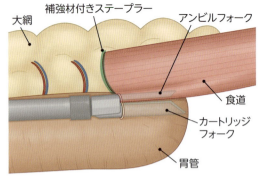

図7▶ 食道胃管吻合のシェーマ
30mmリニアステープラーを用いて，カートリッジフォークは胃管へ，アンビルフォークは食道側へ挿入する。

ついで，胃管に先ほどマーキングしていた吻合予定部の大弯から1cm程度離した部位で，超音波凝固切開装置のアクティブブレードを用いて胃管後壁大弯寄りに小孔を開ける（図8B）。アクティブブレードが刺入されたら，カートリッジフォークが無理なく挿入できるように十分（ブレードの半分くらい）切開し，胃壁全層切開を行う。内腔に到達していることを確認した上で，吸引管を挿入し胃内容の吸引を行う。

ついで，共通孔の作成を行うため，第9肋間から30mmリニアステープラーを挿入する。第9肋間ポートは深めに入れておかなければ，吻合の際に自動縫合器が届かないことがあるため，胃管にリニアステープラーを挿入する前に，自動縫合器が届くかどうか確認する。胃管側にカートリッジジョーを挿入し，大弯側に平行となるように把持する（図8C）。助手に，食道断端を切開した際のステープルの切れ端を第3肋間から牽引挙上させる。術者は左手で把持しているステープルを開き，右手で食道全層にかけた支持糸を把持し，経鼻胃管をガイドにして確実に食道内腔へアンビルフォークを挿入する（図8D）。食道内腔に確実に挿入されたことが確認できれば，術者の右手を助手が把持挙上していた食道断端ステープルの切れ端に持ち換え，術者の両手の協調作業によりステープラーの根元まで完全に食道をオーバーラップさせ，ステープラーを閉鎖する（図8E）。食道と胃管との間に大きなずれがないことを確認した後，食道と胃管の側々吻合を行う（図8F）。

大切なこと

上縦隔での吻合はスペースが狭いため，45mmリニアステープラーでは操作性が悪いことがあります。その場合，30mmリニアステープラーを使用すると操作は容易となります。また，リニアステープラーの根元まで食道をオーバーラップする際は，左手・右手の協調作業が重要です。食道に無理な力がかからないように注意しましょう。

A 食道断端の開放	B 胃管吻合孔の切開
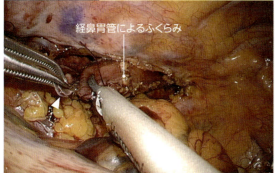	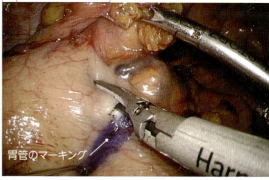
食道断端(矢頭)に平行に食道を切開する。	超音波凝固切開装置のアクティブブレードを用いて，胃管に小孔を開ける。胃壁全層切開を行い，内腔に到達していることを確認した上で，吸引管を挿入して胃内容の吸引を行う。

C 胃管へのステープラーの挿入	D 食道へのステープラーの挿入
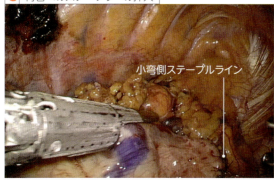	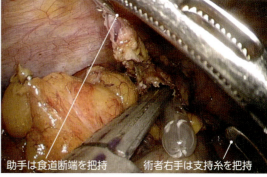
胃管側にカートリッジジョーを挿入し，大弯側に平行となるように把持する。	術者は左手で把持しているステープルを開き，右手で食道全層にかけた支持糸を把持する。助手は食道断端を把持する。経鼻胃管をガイドにして確実に食道内腔へアンビルフォークを挿入する。

E ステープラーの閉鎖	F 食道胃管側々吻合の完成
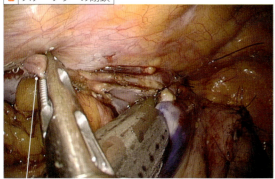	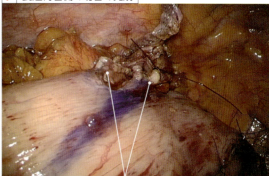
ステープラーの根元まで完全に食道をオーバーラップさせ，ステープラーを閉鎖する。	ステープラーをファイヤし，食道と胃管の側々吻合を行う。

図8 ▶ 食道胃管吻合

5 食道亜全摘術② 胸腔内吻合（Ivor-Lewis）

共通孔の縫合閉鎖

共通孔から内腔を観察し，吻合部のステープル形成に問題がないこと，出血がないことを確認した後，3-0モノフィラメント吸収糸を用いて結節縫合で共通孔閉鎖を行う（図9）。術者は，第9肋間ポートを左手，第5肋間もしくは第3肋間ポートを右手で使用する。

まず，第5肋間ポートから共通孔の右端の縫合を行う。胃管側から順針で運針するが，5mm以上のバイトをとり，確実に全層がとれていることを確認しながら行う。ついで，食道側も5mm以上のバイトをとって全層しっかり運針するが，角度が合わない場合は逆針にすると角度が合いやすくなる。体内結紮は，吻合部が胸腔上部にあり，動作制限が起こりやすく難しいことが多いため，体外結紮を用いている。筆者らは，Roeder's knot変法（図10，動画6）を用いて行っているが，自身が得意とする方法でよい。結紮した糸は第3肋間のポート創を経由して体外に誘導し，右側へ牽引固定しておく。

同様に，第5肋間ポートから共通孔の左端の縫合を行う。まず，胃管側から同様に運針を始めるが，逆針のほうが角度は合いやすい。左側では画面の手前から奥に運針する必要があるため，針を水平に近い角度に持ち直し，食道断端ステープル補強材の牽引方向により運針をコントロールすると容易となる（図11A）。左端の結紮糸は第7肋間背側ポートから体外に牽引固定し，両端の結紮固定が完了すると，共通孔が正面視できるようになる（図11B）。右端は，運針を数針進め，第3肋間ポートを用いて食道側から順針で運針を行うと角度が合いやすい。合計10針程度の結節縫合により閉鎖が完了する（図11C）。

動画6

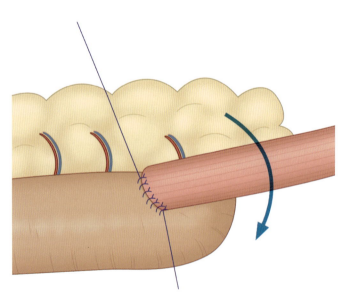

図9 ▶ 共通孔の縫合閉鎖〜吻合部の被覆のシェーマ
両端を牽引固定することで共通孔が正面視できるようになり，縫合閉鎖がイメージしやすくなる。また，縫合終了後，大網および胃脾間膜を図の手前に誘導して吻合部をしっかり被覆する。

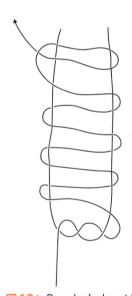

図10 ▶ Roeder's knot変法
ポート外で結び目を1回作成する。両糸の周りを3回回した後，4回目の輪の中を通して締める。最後に通す位置は原法と異なる。

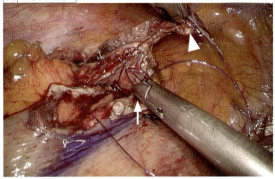
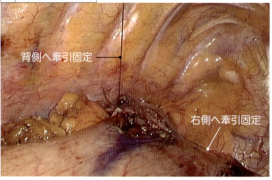

A 左側の運針 / B 両端牽引固定後

針を水平に近い角度に持ち直し（矢印），奥に突き刺すようなイメージで運針を行う．食道断端のステープル補強材（矢頭）を把持し，運針をコントロールする．

右端は第3肋間ポートから，左端の結紮糸は第7肋間背側ポートから体外に牽引固定し，両端の結紮固定が完了すると共通孔が正面視できるようになり，縫合閉鎖がイメージしやすくなる．

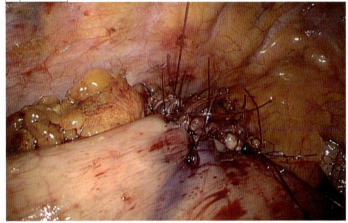

C 閉鎖完了

合計10針程度の結節縫合により閉鎖が完了する．

図11▶ 共通孔の縫合閉鎖

> **大切なこと**
>
> 縫合は，腹腔鏡／胸腔鏡手術において大切な手技であると同時に，練習により誰でも習得可能な手技です．運針の方法は問いませんが，どの方向にも運針できるように練習しておきましょう．また，体外結紮も，自信を持って行える方法を1つ身につけておきましょう．

吻合部の被覆（図12）

共通孔の閉鎖が完了したら，大弯の大網および胃脾間膜を手前に誘導して吻合部を被

覆し，さらに余剰部があれば，吻合部と気管の間に挿入して固定する（図12A）。固定は吸収糸を用いて，食道や胃管，胸壁などに数針固定する。しっかり被覆されていることが確認できれば，吻合操作終了となる（図12B）。

胸腔内を洗浄した後，20Fr胸腔ドレーンを肺尖部背側に留置する。人工気胸を終了して無気肺の解除を確認した後，閉創し，胸部操作を終了する。

> **大切なこと**
> 吻合部が大網や胃脾間膜でしっかり被覆されると安心感があります。できるだけ大網・胃脾間膜をしっかり巻きつけて固定しましょう。

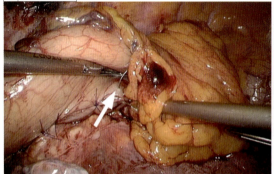
A 大網の固定
大弯の大網および胃脾間膜を手前に誘導して吻合部を被覆し，さらに余剰部があれば，吻合部と気管の間に挿入して固定する（矢印）。

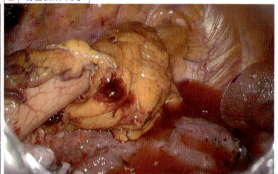
B 吻合操作終了
しっかり被覆されていることが確認できれば，吻合操作終了となる。

図12▶吻合部の被覆

標本の取り出し，胃管前壁と横隔膜の固定，腸瘻造設（動画7）

動画7

再度仰臥位に体位変換して気腹を行い，ポートを挿入する。標本の摘出後，胸腔内でのたわみがないように胃管を腹腔内へ軽く牽引し，直線化する。この際，愛護的に胃管を扱い，大弯側は把持しない。胃管の前壁と横隔膜を有刺縫合糸（barbed suture）・非吸収糸で連続縫合し，胃管を固定する。

術後の食道裂孔ヘルニア予防目的で，横行結腸左側1/3辺りの結腸付着部付近を左側腹部に固定する。最後に腸瘻を造設し，ポート創部を閉創して手術を終了する。

> **大切なこと**
> 胃管を可及的に直線化する操作や胃管前壁と横隔膜の固定には胃管のハンドリングが必要で，気の抜けない操作になります。疲れているときほど慎重に行いましょう。

手術後について

　基本的には頚部吻合を行う食道亜全摘術に準じる（☞**4章「食道亜全摘術① 頚部吻合」参照**）。胸腔ドレーンは，排液量が1日200mL以下となった時点で抜去している。腸瘻は術後2日目から開始し，徐々に投与量を増加させる。上縦隔郭清を行った場合，声帯運動と嚥下機能の評価後に経口摂取を開始している。

大切なこと

　本術式は縫合不全が少なく有用な方法ですが，他の再建法と同様に，重篤な縫合不全の発見が遅れると，吻合部気管瘻など，致命的な転帰をたどることがあります。発熱へのアンテナを高くしておくことは重要で，膿胸になれば時期を逃さず再手術を行い，場合によっては食道瘻をつくる必要があることを知っておきましょう。

若手医師の間に必ず身につけておいてほしいこと

　食道亜全摘は，胸腔鏡／腹腔鏡／ロボットを使用した低侵襲外科手術の中では侵襲性の高い手術です。本章で紹介した食道亜全摘術（胸腔内吻合）は，操作が多岐にわたり複雑なようですが，操作の1つひとつは基本操作でしかありません。

- 一手一手丁寧に，把持する場所とテンションを考える
- 解剖を理解し剥離可能な層がどこにあるのかを把握し，剥離可能な層を連続させる
- 腹腔鏡／胸腔鏡の2次元の画面上でも立体的な奥行きを持った操作を意識する
- 左右の手の協調作業を意識する
- 思い通りの運針と結紮の手技を習得する
- 疲れているときほど，操作を慎重に行う

　こうしたことは，すべての手術に共通することだと思います。レジデントのうちに経験する機会の少ない術式かもしれませんが，日々の修練の延長上にある手術ですので，日々を大切にし，機会があれば張り切って手術にのぞんで下さい。

文献

1) Tsunoda S, et al：A multicenter randomized controlled trial of esophagectomy with or without prophylactic supraclavicular node dissection：a phase 3 trial (JCOG2013, MODERN3). Jpn J Clin Oncol. 2023；53(9)：858-62.
2) Okabe H, et al：A long-term follow-up study of minimally invasive Ivor Lewis esophagectomy with linear stapled anastomosis. Surg Endosc. 2022；36(3)：1979-88.
3) 日本胃癌学会, 編：胃癌治療ガイドライン 医師用. 第6版. 金原出版, 2021.

6

食道胃接合部癌に対する手術

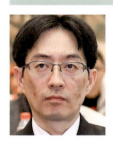

細木久裕 (ほそぎ・ひさひろ)
大阪赤十字病院消化器外科 副部長

1998年　京都大学医学部卒業
2008年　京都大学大学院医学研究科修了
2010年　京都大学消化管外科 助教
2011年　大阪赤十字病院外科
2013年　公立豊岡病院外科 医長
2015年　京都大学消化管外科 助教
2016年　京都市立病院総合外科 医長
2019年　大阪赤十字病院消化器外科 医長
2021年　現職

手術のポイント

- 経裂孔的下縦隔郭清では，肝外側区の脱転や横隔膜腱中心の切開などにより，下縦隔の視野を十分に確保することが肝要である。
- 経裂孔的下縦隔郭清を行うにあたって，食道胃接合部をテープで牽引して適切なカウンタートラクションをかけることにより効果的な郭清が可能になる。
- side-overlap esophagogastric tube (SO-EG) 再建では，段差のないようにステープリングを行う。挿入口はスリット状になる方向で閉鎖し，食道右壁が胃管前壁に平坦に張りつくように縫合固定することが逆流防止のために必要である。

手術の情報・手術適応

　食道胃接合部癌に対する適切なリンパ節郭清の範囲に関しては，食道浸潤長により推奨されるリンパ節郭清領域が提示されている（図1）[1)]。食道浸潤長が2cmを超える場合には経食道裂孔アプローチによるNo.110リンパ節郭清を，4cmを超える場合には経(右)胸腔アプローチによるNo.106recRリンパ節や中・下縦隔の郭清を考慮する。

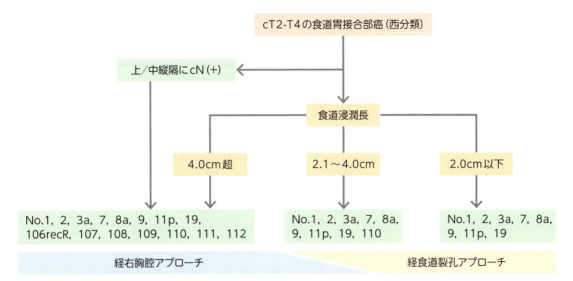

図1▶ 食道胃接合部癌に対する手術アプローチとリンパ節郭清のアルゴリズム　　　　　(文献1より改変引用)

また，食道胃接合部癌ではNo.4d，5，6リンパ節への転移率は低いが，腫瘍径が6cmを超える症例や，胃への浸潤長が5cmを超える場合には，これらのリンパ節への転移が増えると報告されており[1, 2]，胃全摘あるいは噴門側胃切除の術式選択の際には腫瘍径や胃浸潤長も考慮すべきである．

切除後の再建

切除後の再建に関しては，胃（管）あるいは空腸を用いた再建が選択され，アプローチとしては経裂孔的あるいは右胸腔内での再建が選択される．短期的には縫合不全，長期的には術後逆流性食道炎や吻合部狭窄を回避する再建術式が選択される．

食道胃接合部癌に対する噴門側胃切除術後の再建として，食道残胃吻合あるいは空腸を間置する再建が選択される．空腸を間置する再建の詳細は他章にゆずる（☞**9章「噴門側胃切除術──ロボット支援噴門側胃切除術」参照**）．筆者らは，縦隔内に大きなサイズの胃を持ち上げることは行わず，胃管を用いた再建を行っている．胃管を用いた再建の利点は，酸・ガストリン分泌の低下，緊張のない吻合が可能であること，良好な血流，さらに腹腔鏡下手術では良好な視野が得られることであると考え，side overlap with fundoplication by Yamashita（SOFY）法を応用して逆流防止を付加した食道胃管（SO-EG）再建を開発し，経裂孔的再建，胸腔内再建ともに可能な方法として報告した[3]．本法では，食道と胃管をオーバーラップする距離が5cm程度必要であるが，経裂孔的なSO-EG再建の適応は食道浸潤長が2cm程度までの症例に限られており，胸腔内でのSO-EG再建のほうが汎用性は高いと考えている．

本章では，経裂孔的下縦隔郭清と胸腔内でのSO-EG再建について解説する．

手術方法

経裂孔的下縦隔郭清（動画1）

ポート配置，肝外側区の脱転（動画2）

動画1

患者の体位，ポート配置は他の腹腔鏡下（ロボット支援）胃癌手術と同様である。下縦隔郭清を良好な術野で行うためには，肝外側区は通常の胃癌手術よりも排除したほうが良い視野が得られる。筆者らは，肝円索，肝鎌状間膜，左三角間膜を切離し，患者右側へ肝外側区を脱転し，肝円索の脂肪組織を右横隔膜に縫合固定して縦隔の広い視野を得るようにしている（図2）。

縦隔の視野展開（図3）

動画2

膵上縁郭清を終え，縦隔郭清を開始する際，食道胃接合部で綿テープを用いて助手による尾側への牽引を行う。その後，横隔膜腱中心を腹側へ切開して縦隔を開大する。左横隔静脈はクリップをかけて切離する。食道周囲の横隔膜脚に2-0のモノフィラメント糸をかけて，左右季肋部のポート創から体外に誘導して牽引する。ロボット支援手術では，有棘糸を横隔膜脚と5～10cm離れた横隔膜に縫合固定して同様の視野を得る。

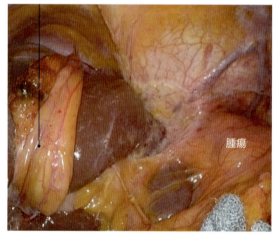

図2 ▶ 肝外側区の脱転
肝外側区を右側へ脱転し，肝円索を右横隔膜に縫合固定する。

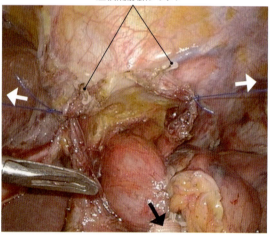

図3 ▶ 下縦隔郭清の展開
横隔膜脚を左右に牽引（白矢印），食道を綿テープで尾側へ牽引する（黒矢印）。

> **大切なこと**
>
> 良好な術野を確保することはどのような手術でも重要ですが、狭くて深い縦隔内ではこれらの視野展開が必須となります。それぞれの手技は複雑なものではないため、確実な手技の習得を心がけましょう。

下縦隔の腹側（No.111リンパ節），背側（No.112aoAリンパ節）郭清の実際

ここでは、進行癌に対するNo.110リンパ節の完全郭清を目的として、No.111，112aoAリンパ節まで郭清する手技について述べる。

視野展開が得られたら、助手がテーピングした食道を尾側に牽引し、助手右手でNo.111リンパ節を含む脂肪組織を牽引し、術者左手で横隔膜脚（右側）に緊張をかけ、No.111リンパ節の郭清を開始する（図4A）。腹側で心嚢後面のまばらな剥離層を露出し、脂肪織を過不足なく郭清する。左右とも横隔膜脚に沿って郭清する過程で胸腔と通じて開胸となることが多いが、臨床的に問題になることは少ない。

背側では大動脈前面のNo.112aoAリンパ節を郭清する。この操作では、助手が右手で食道を尾側腹側に牽引し、大動脈前面の郭清組織を腹側に展開すると、まばらな剥離層が確認できる。大動脈周囲の微小血管を温存する程度の浅めの層で郭清するように留意する（図4B）。腹側、背側の剥離が進めば、肺損傷に注意しながら、左右の肺実質をランドマークとして郭清組織を食道に収束させる。

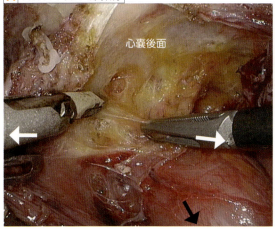
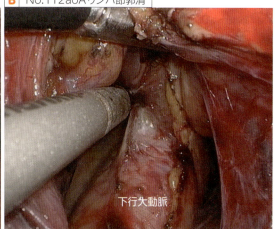

心嚢後面を露出し、適切なカウンタートラクションをかけて郭清する。
黒矢印：食道テーピングによる牽引，白矢印：術者左手および助手右手による牽引

下行大動脈前面の微小血管を温存する剥離層で郭清する。

図4 ▶ No.111，No.112aoAリンパ節郭清

郭清組織のトリミング（図5A，B）

下肺静脈をランドマークに郭清の上縁を決め，郭清組織が切除側の食道に収束するように食道周囲を剥離する．筆者らは，尾側正中から郭清組織を左右に剥き下ろしている（図5A）．

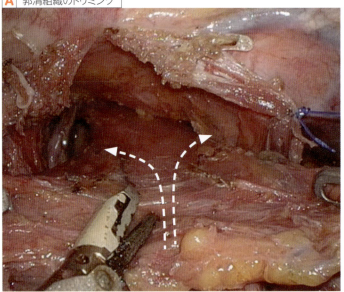

A 郭清組織のトリミング

食道壁に沿って，尾側正中から郭清組織を左右に剥き下ろす（破線矢印）．

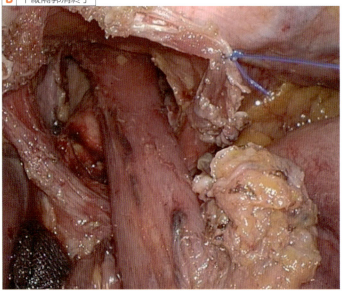

B 下縦隔郭清終了

腫瘍の位置に応じて食道を切離する．

図5▶ 郭清組織のトリミング

食道の切離

術者右手の12mmポートからリニアステープラーにより適切な位置で食道を切離する。高位での切離になりステープラーの軸が合わないときには，左胸腔に12mmポートを追加して切離することも可能である（図6）。

> **大切なこと**
> 助手による食道の牽引に加え，助手右手，術者左手で郭清組織に適切なカウンタートラクションをかけることが重要です。ランドマークとなる解剖構造が理解できれば，安全な郭清が可能になります。

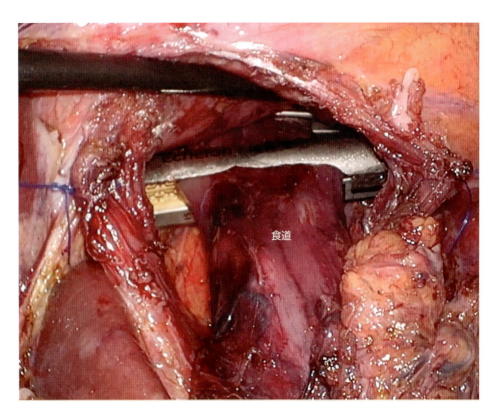

図6 ▶ 左胸腔からの食道切離
高位での食道切離の際には，左胸腔から12mmポートを挿入することで食道に直交して切離できる。

胸腔内SO-EG再建（動画3）

胃管の作成

動画3

まず腹腔鏡下に胃大弯側を遊離し，小弯側では通常の食道癌に対する胃管作成と同様にNo.3aリンパ節を郭清し，右胃動脈を末梢側でクリップ切離する。胃の切離ラインをマーキングし，45mmのリニアステープラーを用いて胃小弯から胃壁に直行するラインで1発目の胃切離を行う（図7）。2発目以降は60mmのリニアステープラー（4本程度）を用いて，交差点に段差のないように注意して胃管を作成する。

後の小切開から体外でステープルラインの漿膜筋層埋没縫合を追加する。体外でインドシアニングリーン（indocyanine green；ICG）静注（2.5mg）を行い，近赤外蛍光カメラで胃管の血流評価を行う。その後，再度腹腔鏡下に胃管を縦隔内に挿入する。

> **大切なこと**
>
> 1発目の胃切離はリニアステープラーの軸に臓器の切離ラインを合わせること，2発目以降はステープルラインの段差がないように切離を行うことに，特に注意が必要です。助手と連携した展開を心がけましょう。

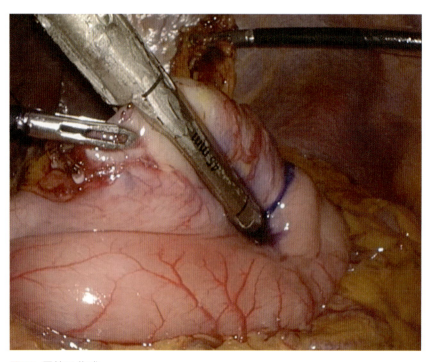

図7 ▶ 胃管の作成
1発目の胃切離は，助手と連携してリニアステープラーの軸に臓器の切離ラインを合わせる。

食道の切離，余剰胃管の切離

　左半腹臥位に体位変換し，通常の食道癌手術と同様に，第3，5，7，9肋間にポートを挿入する。胸腔鏡下に必要な縦隔郭清を行ったあと，食道を適切なラインで切離する。再建には縦方向に5cm食道長を要するため，5cmの長さを確認してマーキングをしておく（図8）。食道の血流に関しては，通常は口側剥離ラインから5cm程度の長さを残して食道を切離しても，壁内血流により断端の血流は問題ない。

　続いて再建胃管を挙上し，血流と緊張を確認した後，余剰胃管を切除し，断端の漿膜筋層吻合を追加する。切除標本は食道裂孔から腹腔内に戻して後に回収する。

食道と胃管のステープリング（図9）

　食道の左壁，および胃管大弯前壁に小孔を開ける。食道側は粘膜下挿入を防止するために1〜2針全層縫合を行うことが多い。吻合に関しては，スコープを第7肋間に移動し，リニアステープラーを第9肋間から挿入する。経鼻胃管をガイドとして，段差のないように吻合する。

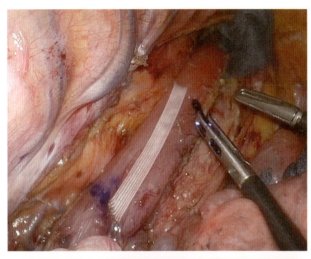

図8 ▶ 食道切離ラインの確認
綿テープを用いて，食道切離ラインから5cmの長さを確認し，オーバーラップする食道の位置もマーキングする。

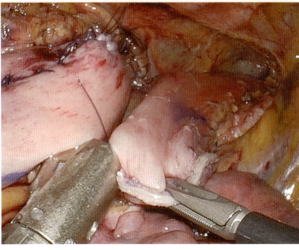

図9 ▶ 食道と胃管のステープリング
第9肋間から45mmリニアステープラーを挿入して段差のないように吻合する。

共通孔の閉鎖（図10）

吻合部の止血を確認（図10A）した後，ドレナージ用の経鼻胃管を挿入し，吸収性の有棘糸を用いて共通孔を（V字を開く方法ではなく）スリット状になる方向で閉鎖する（図10B）。2方向から往復する形で全層縫合を行っている。

> **大切なこと**
>
> 共通孔をスリット状に閉鎖することが逆流防止に寄与しますが，ステープリングの際に段差が起こると吻合部狭窄のリスクになるため，段差が起こらないように配慮して吻合しましょう。

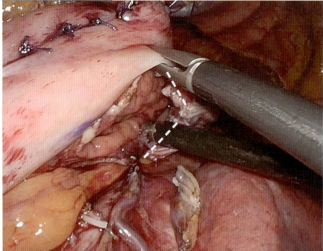

A ステープリング終了

吻合部の止血を確認し，経鼻胃管を挿入する。
破線：吻合ライン

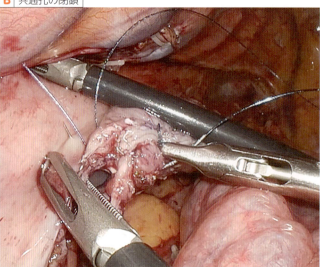

B 共通孔の閉鎖

吸収性の有棘糸を用いて共通孔をスリット状になる方向で閉鎖する。

図10 ▶ 共通孔の閉鎖

胃管への食道の貼りつけ

食道右壁を胃管小弯のステープルラインに沿って，非吸収性の有棘糸を用いて連続縫合で胃管へ縫着する(図11)。

大網による吻合部の被覆

吸収糸を用いて大網組織を胃管後壁に縫合し，吻合部を被覆する。吻合の作業中は胃管を反時計回りに回転させて吻合しているため，胃管のねじれを解除して自然な形に戻す。胸腔内を洗浄し，ドレーンを挿入して閉創する。

腹腔側からの横隔膜の閉鎖と胃管の固定 (図12)

再度，仰臥位に体位変換し，腹腔鏡下に切除標本を摘出し，挙上胃管を可能な範囲で牽引して胃管の直線化を行い，非吸収糸を用いて横隔膜の閉鎖および胃管と横隔膜脚の縫合固定を行い，食道裂孔からの内ヘルニアを予防する。

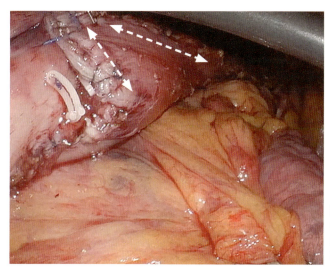

図11 ▶ 吻合終了
胃管への食道壁の貼りつけはゆるみのないように，食道を牽引して縫着する。
破線矢印：食道壁縫着ライン

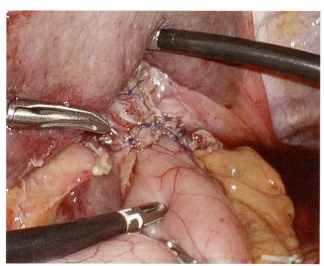

図12 ▶ 横隔膜の閉鎖と胃管の固定
胃管の直線化を行い，非吸収糸を用いて食道裂孔からの内ヘルニアを予防する。

> **大切なこと**
> 胃管への食道壁の貼りつけは，ゆるみのないように，食道を十分牽引して縫着することが逆流防止のために重要です。

手術後について

予防的抗菌薬の投与は術翌日朝で終了する．術後1～2日で経鼻胃管を抜去する．胸腔内吻合では，理論上，嚥下機能障害はなく，術後3～5日程度で術後透視を行う．通常，食道断端に造影剤が落ち，左壁のスリット状の吻合口から胃管へ流入する所見となる（図13）．経過に問題がなければ胃切除術後食を開始し，その後ドレーンをクランプし，翌日抜去する．

術後はプロトンポンプ阻害薬（proton pump inhibitor；PPI）を投与し，おおよそ6カ月以内に一度，逆流性食道炎の有無を内視鏡検査で確認し（図14），PPI継続の必要性を判断する．

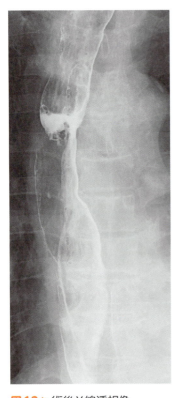

図13▶ 術後X線透視像
造影剤は食道壁に当たり，吻合口の左壁から胃管へ流入する．

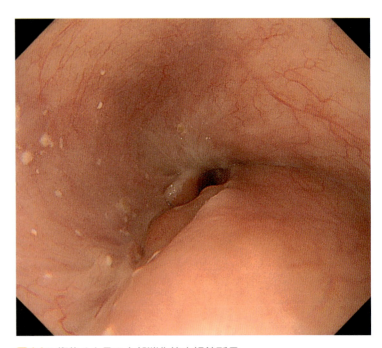

図14▶ 術後6カ月の上部消化管内視鏡所見
吻合部では食道は平坦に圧迫され，スリット状の吻合口が確認される．

若手医師の間に必ず身につけておいてほしいこと

　食道胃接合部癌の治療方針は，術前治療の妥当性，行うべき郭清領域，適切な再建方法など，まだまだわからないことが多いです。術前治療や郭清領域に関しては，臨床試験の結果などの情報を収集し，自分なりに理解して，各々の症例に対する適切な治療方針を計画して実践することが重要です。

　また，再建に関しては，空腸・胃・胃管と用いる臓器や形態も様々で，実践可能な手技の中で短期・長期成績ともに許容できる安全な方法を選択することになります。それぞれの手技について具体的なイメージを持って手術にのぞみましょう。

　食道胃接合部癌の治療では，腫瘍因子により経裂孔的な操作で完結できないこともあるため，腹腔内のみならず胸腔内の解剖にも精通し，どちらの操作にも対応できる柔軟な思考や手技の習得を心がけましょう。

文献

1) Kurokawa Y, et al：Mapping of Lymph Node Metastasis From Esophagogastric Junction Tumors：A Prospective Nationwide Multicenter Study. Ann Surg. 2021；274(1)：120-7.

2) Mine S, et al：Distribution of involved abdominal lymph nodes is correlated with the distance from the esophagogastric junction to the distal end of the tumor in Siewert type II tumors. Eur J Surg Oncol. 2015；41(10)：1348-53.

3) Hosogi H, et al：Side-overlap esophagogastric tube (SO-EG) reconstruction after minimally invasive Ivor Lewis esophagectomy or laparoscopic proximal gastrectomy for cancer of the esophagogastric junction. Langenbecks Arch Surg. 2022；407(2)：861-9.

7

幽門側胃切除術
──ロボット支援幽門側胃切除術

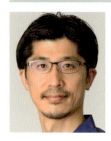

坂口正純(さかぐち・まさずみ)
京都市立病院総合外科 医長

2006年	京都府立医科大学医学部医学科卒業, 神戸市立中央市民病院(現・神戸市立医療センター中央市民病院) 初期研修医
2009年	神戸市立中央市民病院(現・神戸市立医療センター中央市民病院)外科 後期研修医
2011年	公立豊岡病院外科 医長
2013年	京都大学消化管外科 大学院生
2016年	米国ジョンズ・ホプキンス大学 ポストドクトラルフェロー
2018年	京都大学消化管外科 医員, 大阪赤十字病院外科 医員
2022年	現職

手術のポイント

- 郭清のコンセプトは, 胃癌手術であっても, 結腸の手術と同じく腸間膜切除である。
- 腸間膜切除を行うために解剖をよく理解し, 胎生期に生じた癒合を剥離し腸間膜化を行う。
- リンパ節郭清は, 神経外側の層で剥離を行う。

手術の情報・手術適応

　幽門側胃切除術は胃癌の定型手術のひとつで, その適応は主に胃体中下部の胃癌である。T2以深の場合, 限局型の腫瘍では3cm以上, 浸潤型の腫瘍では5cm以上の近位側断端距離を確保する。cStage Iに対する腹腔鏡下幽門側胃切除術は, JCOG0912試験で開腹手術に対する生存の非劣性が示されており,『胃癌治療ガイドライン 医師用 第6版』[1]では標準治療のひとつとして強く推奨されている。cStage II/IIIに対しても, JLSSG0901の試験結果を受けて標準治療のひとつとして推奨されている。

本章では実際の手術として，Da Vinci Xi surgical systemを用いたロボット支援幽門側胃切除術，D2郭清を取り上げる．再建方法としては，デルタ吻合について説明する．

手術方法

準備（体位，ポート配置，術野展開）

手術体位は仰臥位とし，図1に示すようにポートを挿入する．標本摘出は臍部から行うため，あらかじめ臍部には小切開を置き，ラッププロテクター®とE・Zアクセス®を装着し，そこに8mmポート（第3アーム）と12mmポート（助手用サービスポート）を挿入する．12mmポートからガーゼ，ステープラーなどの挿入を行う．胃の切離，吻合操作はコンソール操作で行い，助手が腹腔鏡用ステープラーを操作して用手的にステープリングを行っている．ポートをすべて挿入した後，左横隔膜下，骨盤腔で洗浄細胞診を行った後，頭高位12°，左上5°としてドッキングする．

モノフィラメント糸を用いて肝左葉を挙上し，左上腹部の視野を確保する（図2）．

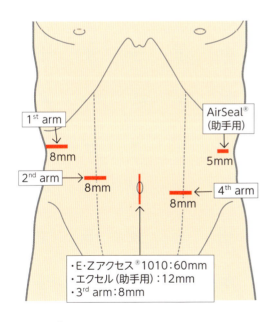

図1▶ポート配置
臍部には小切開を置き，ラッププロテクター®とE・Zアクセス®を装着し，そこに8mmポート（3rd arm）と12mmポート（助手用サービスポート）を挿入する．12mmポートからガーゼ，ステープラーなどの挿入を行う．

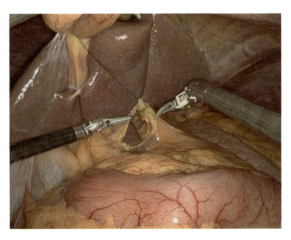

図2▶肝左葉の挙上
モノフィラメント糸を用いて肝左葉を挙上する．挙上性が悪ければシリコンディスクやネイサンソンレバーリトラクターを使用することもある．

郭清と胃切離

大網の切離とNo.4sbリンパ節郭清

正中やや左側で大網を切離し，網嚢腔を開放し，大網の切離を脾臓下極に向けて行う。その過程で分水嶺（左右胃大網動静脈の合流部）と無血管野（左胃大網動脈第1枝と短胃動脈最終枝の間）にマーキングを行っておき，後の胃切離の際の目印とする[2]。左胃大網動静脈第1枝が流入する付近の胃大弯壁をリトラクションアームで把持して左胃大網動静脈血管茎に緊張をかけ，脾臓下極の上縁の高さをめざして切離していくと，おのずと大網枝，脾臓下極枝を温存し，左胃大網動静脈を処理することができる。

切離断端にガーゼを置き，腹側からの視野で分水嶺から無血管野まで胃大弯に沿って直動脈を処理する。無血管野に至った後，先に置いたガーゼに向かって脂肪を切離し，No.4sbリンパ節を郭清する。

> **大切なこと**
>
> 大網を切離していく際，脾臓下極の上縁を目標にすることで，大網枝と脾臓下極枝を温存することができます。また，大網が脾臓と癒着していることがあるため，視野展開や郭清操作の際に脾臓の被膜を損傷しないよう，あらかじめ癒着を剥離しておくことが大切です。

No.6リンパ節郭清と十二指腸の切離（動画1）

動画1

大網を十二指腸下行脚付近まで切離し，横行結腸間膜をテイクダウンする（図3）。膵下縁をランドマークとして，No.6リンパ節・右胃大網動静脈を含む脂肪組織（胃十二指腸間膜）の患者左側縁を決定する（図4）。胃十二指腸間膜に付着する大網を頭側へ剥離していき（図5），副右結腸静脈，右胃大網静脈を確認し，膵下縁を目標に右胃大網静脈左側の郭清ラインを決定する。十二指腸壁周辺では，幽門下動静脈領域の組織（No.6iリンパ節領域）と膵臓側の温存すべき組織との境界に「くぼみ」が視認できる。この「くぼみ」と右胃大網静脈の根部を結んだラインを右側の郭清ラインとする（図6A，B）。ここから郭清操作に移る。胃十二指腸間膜を切開し，右胃大網静脈を切離する。郭清すべき組織を適切に牽引すると，上前膵十二指腸静脈を含む温存すべき膵臓の組織との間に疎性結合組織が認識され，これを剥離していく（図7）。右胃大網動脈，幽門下動脈が現れたらそれぞれを根部で切離する。No.6リンパ節を含む脂肪組織を十二指腸壁から剥離して幽門輪まで剥き上げて，No.6リンパ節郭清を終了する。

No.6リンパ節を郭清後，十二指腸を切離する。幽門輪近傍の胃前壁と胃後壁を把持してローテーションを行い，後壁から前壁方向となるように45mmのリニアステープラーを用いて十二指腸を切離する。

図3 ▶ 大網の切離

大網を十二指腸下行脚付近まで切離し，横行結腸間膜をテイクダウンする。

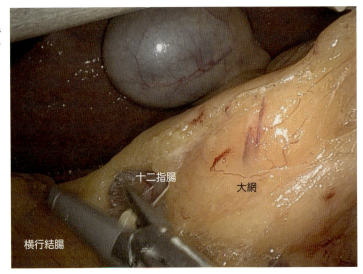

図4 ▶ 患者左側縁の決定

膵下縁をランドマークとして胃十二指腸間膜の患者左側縁を決定する。

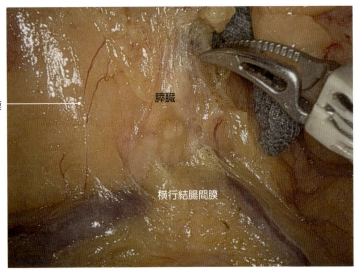

図5 ▶ 大網の剝離

胃十二指腸間膜に付着する大網を頭側へ剝離しておく。

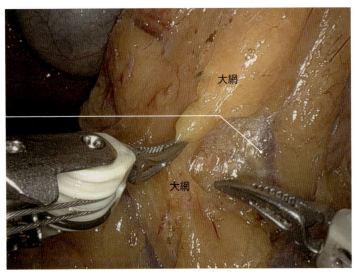

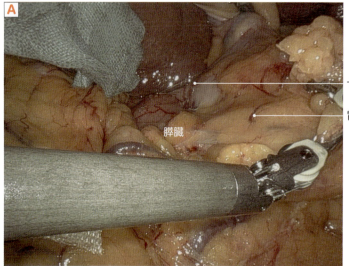

図6 ▶ 剥離可能層の確認

十二指腸
胃十二指腸間膜
膵臓

右胃大網動静脈茎を把持し，患者左側へ牽引し，十二指腸球部を頭側へ牽引することで胃十二指腸間膜に緊張がかかり，胃十二指腸間膜と膵臓の間の剥離可能層が視認できる。

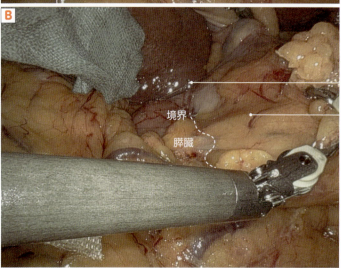

十二指腸
境界
胃十二指腸間膜
膵臓

破線：剥離可能層

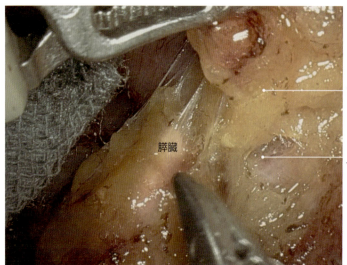

図7 ▶ 郭清組織の確認
郭清は上前膵十二指腸動脈の神経外側の層で行う。

胃十二指腸間膜

膵臓

上前膵十二指腸動脈

> **大切なこと**
>
> No.6リンパ節郭清は難易度の高い手技のひとつで，ポイントは「腸間膜化」です。横行結腸をテイクダウンした後，十二指腸球部から胃十二指腸間膜に付着する大網を頭側へ剥離することで，生理的に癒着していた腸間膜の折りたたみが解除され，腸間膜化することが可能となり，過不足ない郭清ラインを設定することができます。実際にNo.6リンパ節を郭清していく際は，右胃大網動脈・上前膵十二指腸動脈の神経外側を意識して，可能なら先にNo.6vリンパ節の裏を取るようにしています。神経外側を意識しないと，ときどき上前膵十二指腸動脈と胃十二指腸動脈の「股」の部分を剥離する危険性があります。

膵上縁郭清（動画2，3）

十二指腸を切離した後，胃を頭側に翻転する。右胃動脈を画面右上に展開し，No.8aリンパ節を直接把持しないように注意して腹側に挙上し，膵上縁で腹膜を切開すると，リンパ節と総肝動脈神経の間に疎性結合組織が認識できる（図8）。この層を総肝動脈前面，固有肝動脈左側に沿って剥離し，右胃動脈背側を十分に剥離する。次に，肝十二指腸間膜の漿膜を固有肝動脈前面で切開し，右胃動脈根部より肝門部側で神経前面の層を同定して剥離を行う。その剥離層を先の固有肝動脈左側の剥離層につなげ，右胃動脈の根部を同定し，切離する。

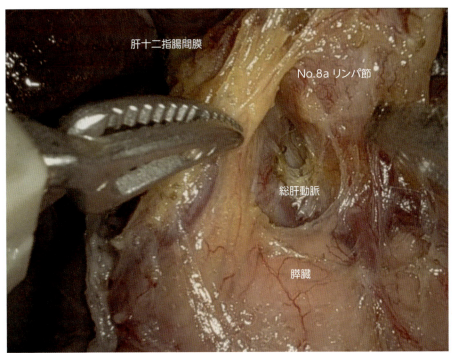

動画2

動画3

図8 ▶ 疎性結合組織の確認
総肝動脈とNo.8aの間には疎性結合組織間隙があり，神経をランドマークにして剥離する。

胃膵ひだを垂直に牽引し，必要に応じて膵下縁を圧排する（膵臓転がし；図9）。膵上縁の腹膜を切開し，総肝動脈神経前面の剥離層と連続させる。その層を保ちながら，脾動脈前面を剥離し，左胃動脈根部へ向けて剥離を進める。左胃動脈左右で神経外側の層を同定し，広く剥離する（図10）。左胃動脈の切離が容易であれば，この時点で根部で切離する。

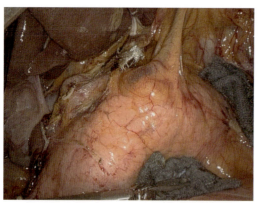

図9▶ 膵臓転がし
膵臓を直接圧排するのではなく，膵下縁を圧排し，膵臓を手前に転がすように展開することが術後の膵液漏を予防する上で大切である。

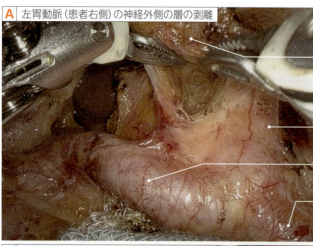

A 左胃動脈（患者右側）の神経外側の層の剥離

図10▶ 左胃動脈の神経外側の層の剥離

No.8aリンパ節
左胃動脈
総肝動脈
脾動脈

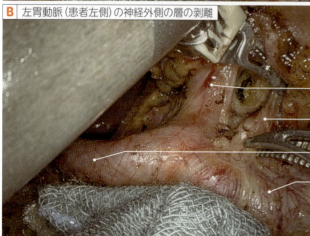

B 左胃動脈（患者左側）の神経外側の層の剥離

左胃動脈
No.11pリンパ節
総肝動脈
脾動脈

次に，No.12a，8aリンパ節の郭清に移る。No.12aリンパ節を含んだ組織を画面右上方向に牽引し，固有肝動脈の神経を把持し画面左下に牽引すると，郭清すべき組織と動脈の神経の間に疎性結合組織が同定される。神経を温存しながらその疎性結合組織を剝離していくと，おのずと門脈を同定できる。肝門部側に剝離を続け，リンパ節を断ち切らないようにNo.12aリンパ節を郭清する（図11）。そして，No.8aリンパ節を含んだ組織を腹側に挙上し，総肝動脈の神経を把持し，手前に展開することでNo.8aリンパ節の深部を郭清する（図12）。リンパ節が連続しているため，任意の高さまで引き出してリンパ節を断ち切らないようにして郭清を行う。その後，頭側に郭清を進める。大内臓神経を損傷しないように気をつけながら剝離し，右横隔膜脚を露出させる。

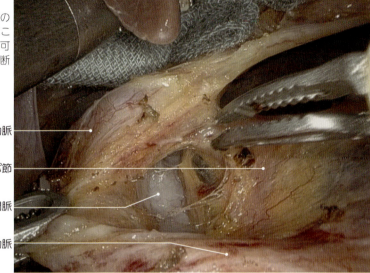

図11 ▶ No.12aリンパ節の郭清
No.12aリンパ節を含んだ脂肪組織内の神経やリンパ管を丁寧に切離していくことでリンパ節を手前に引き出すことが可能となり，No.12aリンパ節を途中で断ち切ることなく郭清が可能となる。

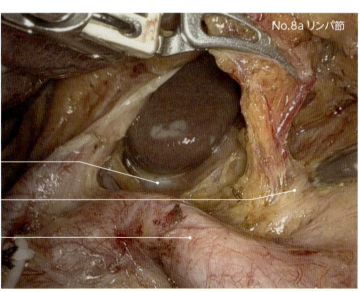

図12 ▶ No.8aリンパ節の郭清
癌の進行度に応じて，任意の高さまで引き出して郭清する。

続いてNo.11pリンパ節郭清を行う。No.11pリンパ節を含む組織の背側はGerota筋膜より剥離し，郭清組織の可動性を上げる。手前になると剥離層が腹腔神経節前面の層になるため，1層深くなることに注意する。腹側は脾動脈神経に沿って剥離を行う。このようにして衝立状になった郭清組織を背側・腹側からV字状に剥離すると（図13A），脾動脈背側にあるNo.11pリンパ節が徐々に引き出され，脾静脈または背側の膵臓が同定できるため，No.11pリンパ節の最深部を決定して切離する（図13B）。

> **大切**なこと
>
> D2郭清における膵上縁リンパ節郭清では，傍大動脈リンパ節につながる深部のリンパ節を郭清することが大切です。まずは，各動脈の神経前面の層を同定し，続いて体の中枢である左胃動脈の左右神経前面の層に入り，その層を末梢に向かって剥離し，リンパ節を授動することで深部のリンパ節が引き出されて郭清できるようになります（内側アプローチ[3]）。層を意識した剥離を心がけましょう。

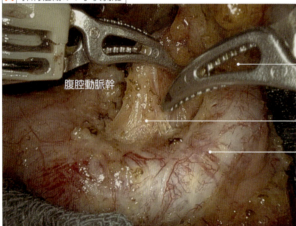

A 郭清組織のV字状剥離

図13 ▶ No.11pリンパ節郭清

腹腔動脈幹
左胃動脈
No.11pリンパ節
脾動脈

郭清組織を背側・腹側からV字状に剥離していくことで，深部のリンパ節が引き出される。

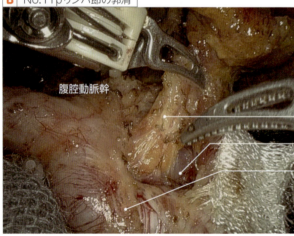

B No.11pリンパ節の郭清

腹腔動脈幹
No.11pリンパ節
脾静脈
脾動脈

脾静脈または背側の膵臓をランドマークにして，No.11pの郭清を行う。

No.1, 3リンパ節郭清 (動画4)

　No.11pリンパ節郭清が終了後, 胃膵間膜左側の切離を胃後壁まで延長する (図14A)。胃壁に到達した後, No.1, 3リンパ節を背側から剥離していく (図14B)。背側からの流入血管を処理した後, 反転していた胃を元の位置に戻し, 腹側から食道胃接合部に向けて剥離を行う (図14C)。当科ではNo.1リンパ節の頭側縁は迷走神経肝枝を温存する高さとしている (図14D)。

動画4

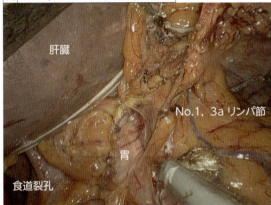

A　No.1, 3aリンパ節頭側端の切離

No.11p郭清の続きで胃後壁に当たり, 迷走神経肝枝をランドマークにしてNo.1, 3aの頭側端を切離しておく。

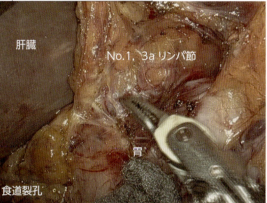

B　No.1, 3リンパ節背側の剥離

No.1, 3を背側から剥離していく。

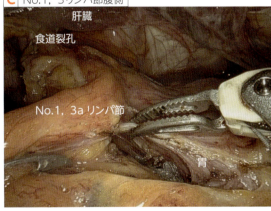

C　No.1, 3リンパ節腹側

腹側から食道胃接合部に向けて剥離を行う。背側からの剥離層と連続させる。

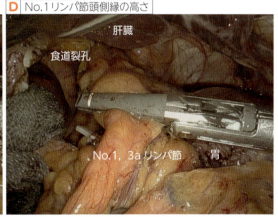

D　No.1リンパ節頭側縁の高さ

No.1の頭側縁は迷走神経肝枝を温存する高さとしている。

図14 ▶ No.1, 3リンパ節郭清

> **大切なこと**
> 胃の漿膜を損傷しないようによく見ることが大切です。郭清後に胃の筋層が露出されないようにしましょう。

胃切離

　当科では切離線は，大弯側の分水嶺と無血管野の中間点と，小弯側の食道胃接合部から遠位3cmの点を結ぶ線としている。リニアステープラーを用いて切離する。腫瘍がM領域で，この切離線に近い場合はこの限りではなく，小弯全切除など症例に応じて行っている。

> **大切なこと**
> 当科では腫瘍学的側面から原則として胃の2/3切除を基本としています。大弯側の分水嶺と無血管野の中間点，小弯側の食道胃接合部から遠位3cmの点といった解剖学的ランドマークをもとに切離線を決定することで，定型化を図っています。

吻合

デルタ吻合（動画5）

動画5

　腹腔鏡下幽門側胃切徐のBillroth I 法における完全体腔内吻合法としてデルタ吻合が報告[4]されて以来，当科では低侵襲胃切徐術の再建法の第一選択としている。

　吻合前に残胃と十二指腸が5cmほどオーバーラップする程度に牽引可能かを確認する。過度な緊張がかかる場合は短胃動静脈を1本処理するなどするが，Kocher授動は術後ダンピング症候群や胆汁逆流が生じやすくなるため行わない。

　残胃大弯側切離断端，十二指腸後壁断端をそれぞれ把持し，ステープルに沿って小孔を作成する（図15A，B）。助手が臍部の12mmポートから45mmステープラーを挿入し，ステープラーを操作する。そのため，第3アームによりステープラー操作が困難な場合は，第3アームをアンドックし，第2アームをカメラにする。術者が胃壁を誘導し，カートリッジ側を胃内に挿入する（図16A）。術者は胃のステープルラインを把持し，胃内にステープラーが挿入された状態で吻合予定部まで助手と協調してゆっくりと移動させる。術者が十二指腸を誘導し，アンビルフォークを十二指腸内に挿入する（図16B）。術者は十二指腸のステープルと胃のステープルを把持し，段差ができないように調整する。また，十二指腸側は右外側へ展開し，血流の良いところでの吻合に努める。

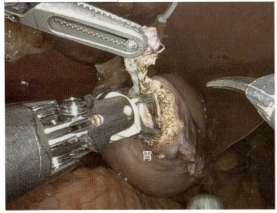
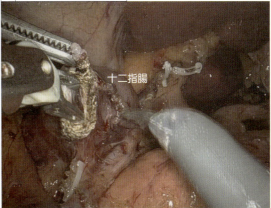

図15 ▶ 胃大弯側小孔，十二指腸側小孔の作成

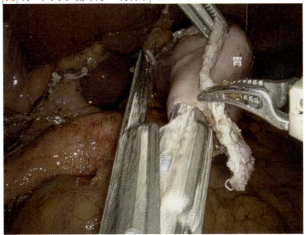
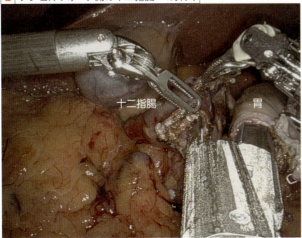

ステープラーを動かすのではなく，十二指腸を動かして「靴下を履かせるように」挿入することが，十二指腸損傷予防のために大切である。

図16 ▶ ステープラーの胃への挿入

7 幽門側胃切除術──ロボット支援幽門側胃切除術

ステープリング後，吻合部ラインのできあがりと止血を確認し，モノフィラメント糸で共通孔を仮閉鎖した後，ステープラーで本閉鎖を行う（図17A, B）。通常，60 mm長1本で閉鎖可能であるが，無理な場合は45 mm長2本で閉鎖する。当科では腹腔内ドレーンは基本的に入れていない。

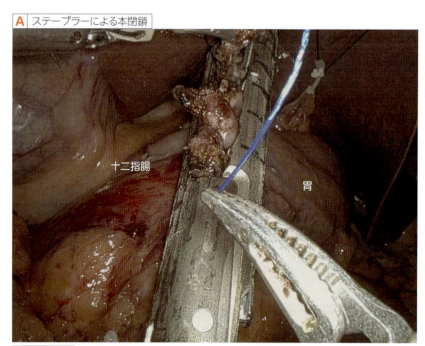

A ステープラーによる本閉鎖

モノフィラメント糸で仮閉鎖した後，共通孔を閉鎖する。通常60 mm長で閉鎖可能であるが，無理な場合は45 mm長を2本使用する。

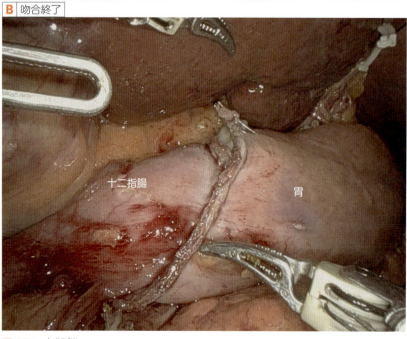

B 吻合終了

図17 ▶ 本閉鎖

> **大切なこと**
> 術者, 助手全員が手技を理解し, 1つひとつの操作を確実に行うこと (one by one technique) が大切です。

手術後について

　当科では手術翌日より離床を行い, 飲水を許可している。術後の早期離床を図るため, 尿バルーンは早期に抜去する。術後疼痛はアセトアミノフェンの定期投与を中心として行っている。必須ではないが, 当科では術後3日目に適宜X線透視検査を行い, 十分な吻合径が保たれており通過性に問題がないことを確認し, 食事を開始している。食事は胃切除術後食の3分粥から開始し, 1日おきに5分粥, 全粥, 普通食と食事形態を上げていく。術後7～10日に退院することが多い。

　術後はガイドライン[1]に沿って1年に1回の上部消化管内視鏡検査を行い, 逆流性食道炎, 残胃炎, 胃内残渣の有無, 胆汁逆流の有無などを確認する。

> **若手医師の間に必ず身につけておいてほしいこと**
> 　胃癌の罹患率の減少により胃切を執刀する機会は少ないかもしれません。しかし, すべての胃癌手術の基本となる術式ですので, 少ない機会を無駄にしないよう十分な準備をして手術にのぞんで頂きたいです。神経前面の層に沿った剥離はもちろんのこと, どのように場を展開しているか, 郭清組織をどのように操作しているかなど, 上級医から学んで下さい。

文献

1) 日本胃癌学会, 編：胃癌治療ガイドライン 医師用. 第6版. 金原出版, 2021.
2) Hosogi H, et al：Setting the stomach transection line based on anatomical landmarks in laparoscopic distal gastrectomy. J Gastric Cancer. 2015；15(1)：53-7.
3) Kanaya S, et al：Video：laparoscopy distinctive technique for suprapancreatic lymph node dissection：medial approach for laparoscopic gastric cancer surgery. Surg Endosc. 2011；25(12)：3928-9.
4) Kanaya S, et al：Delta-shaped anastomosis in totally laparoscopic Billroth I gastrectomy：new technique of intraabdominal gastroduodenostomy. J Am Coll Surg. 2002；195(2)：284-7.

8

胃全摘術
——ロボット支援胃全摘術

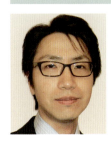

川田洋憲(かわだ・ひろのり)
兵庫県立尼崎総合医療センター消化器外科 部長

2003年	京都大学医学部卒業，京都大学医学部附属病院外科
2004年	姫路医療センター
2008年	Asan Medical Center
2009年	Yonsei University Severance Hospital，京都大学大学院医学研究科
2013年	京都大学消化管外科
2014年	大和高田市立病院
2015年	大阪赤十字病院外科
2017年	兵庫県立尼崎総合医療センター
2023年	現職

手術のポイント

- 胃全摘術が最適な術式か十分に検討する。
- 進行度に応じて，郭清の範囲，特に脾門郭清の必要性について検討する。
- 体位や展開を工夫して，常に良好な視野で手術を行うことを心がける。
- 再建では，難しい症例においても対応できるよう安全かつ簡便な方法に習熟しておく。

手術の情報・手術適応

　胃癌に対する胃全摘術は，胃癌が胃上部に浸潤する場合の根治術として行われる。胃癌手術においては，胃を切離するラインは癌から分化型で3cm，未分化型では5cm以上の距離をとることが望ましいとされており，口側切離ラインが噴門に近い場合，あるいは胃上部の進行癌症例では胃全摘術の適応となる[1]。近年，栄養学的視点や再建の安全性の観点から，従来胃全摘術が行われてきた対象においても，口側の胃を少しだけ温

存して胃亜全摘術を行う試みがされている。また，胃上部に限局する早期胃癌や食道胃接合部癌に対して噴門側胃切除術が行われる機会が増加しており，相対的に胃全摘術が適応される機会は減少している。しかしながら，胃癌に対する胃全摘術の腹腔鏡下手術と開腹術を比較した第三相試験（JCOG1401）において腹腔鏡下手術の開腹術に対する非劣性が証明され[2]，さらに進行胃癌に対する腹腔鏡下手術と開腹術を比較した第三相試験（JLSSG0901）においても腹腔鏡下手術の開腹術に対する非劣性が証明された[3]。これらの知見により，胃全摘術を腹腔鏡下に行う重要性は増している。

　胃全摘術におけるリンパ節郭清範囲は**表1**[1]に示す通りである。上部進行胃癌に対する脾摘の意義を問うたランダム化比較試験（JCOG0110）の結果から，大弯に浸潤しない場合は脾摘や脾門郭清を行わないことが強く推奨され，D2郭清からNo.10リンパ節が除外されることとなった[4]。一方，大弯に浸潤する腫瘍の場合は脾摘や脾温存での脾門郭清を行うことが弱く推奨されている[1]が，臓器温存の観点から，近年では脾温存でのNo.10リンパ節郭清が行われることが多い。No.10リンパ節に転移を疑う症例や胃脾間膜に癌が浸潤している症例では，一般的に脾摘が行われる。また，切除可能な胃癌が膵体尾部に直接浸潤する症例においては，膵脾合併切除が行われることがある。

　本章では，通常のD1＋，D2郭清に加えてD2＋No.10リンパ節郭清の脾温存，脾摘，膵脾合併切除の3つを合わせた計5つの郭清様式の，特に胃脾ひだや脾門部における郭清範囲の違いや郭清のコツについて，主にDa Vinci Xi surgical systemを用いたロボット支援下胃全摘術（robotic total gastrectomy；RTG）を基本術式として説明する。そのほかの膵上縁リンパ節郭清や幽門下リンパ節郭清については，幽門側切除術の章（☞**7章「幽門側胃切除術──ロボット支援幽門側胃切除術」**）を参照されたい。再建方法としては，自動縫合器を用いた再建法，特に食道空腸デルタ吻合（esophagus jejunum delta；EJ-delta）について説明する。

表1▶胃癌に対する胃全摘術のリンパ節郭清範囲

D0	D1に満たない郭清
D1	No.1〜7
D1＋	D1＋No.8a, 9, 11p
D2	D1＋No.8a, 9, 11p, 11d, 12a

ただし，大弯に浸潤する上部進行胃癌では，脾摘あるいは脾温存でのNo.10（脾門リンパ節）郭清が弱く推奨されている。

（文献1より改変引用）

手術方法

準備（体位，ポート配置，術野展開）(動画1)

動画1

図1のようにポートを配置する。術者右手で第3アームおよび第4アームを操作するが，脾門部の操作の際には第4アームのcadiere forcepsを第1アームに，そして他のインストゥルメントをそれぞれ1つずつ左に移動させるインストゥルメントホッピングを行い，左手の2本のアームで胃および郭清組織を患者右側に展開することで良好な視野を確保する。

体位については，まずは水平位で手術を開始し，大網切離とNo.6リンパ節郭清を行う。その際，可及的に胃背側の生理的癒着を剥離しておくことで胃の可動性を良好にする。次に，左上ローテーションを15～20°程度かけ，胃を患者右側に大きく授動し，大弯の組織を腹側に反転して肝下面に押し込むようにすると，左横隔膜下に広いスペースが得られ，左胃大網動静脈周囲および脾門部の郭清操作が容易になる（図2A，B）。胃全

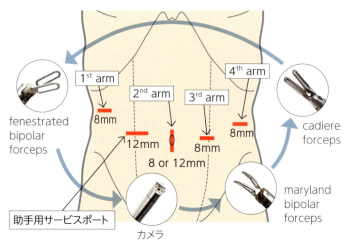

図1 ▶ ポート配置とインストゥルメントホッピング

臍部にあらかじめラッププロテクター®を留置しておき，2nd armをドッキングする。ロボットステープラーを使用する場合は，ロボット用の12mmのポートを留置しておく。脾門部から胃横隔間膜の操作の際には，インストゥルメントのホッピングを行い，左手で1st armのcadiere forcepsおよび2nd armのfenestrated bipolar forcepsを操作するようにする。

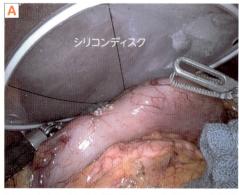

胃全体を大きく患者右側に授動し，大弯の組織を反転させて肝下面に押し込む。

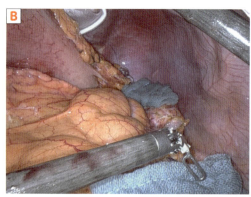

左横隔膜下に広いスペースが得られている。

図2 ▶ 胃の授動

摘や噴門側胃切除においては，左噴門リンパ節を郭清し，食道裂孔が露出されるまで，この体位で行う。体位を水平位に戻し，十二指腸を切断したあとに頭高位をとり，膵上縁の郭清を行う。

> **大切なこと**
>
> 胃は上腹部の多くを占める大きな臓器であるため，胃癌の郭清においては，その授動がしばしば問題になります。特に胃脾間膜や脾門部の操作においては，うまく授動を行わなければ視野展開が困難になります。体位変換などの工夫を行い，"move the ground"ならぬ"move the organ"，"move the stomach"を意識して行うとよいでしょう。

D1＋郭清を伴う胃全摘術（動画2）

胃を患者右側に大きく授動し，左胃大網動静脈を大網枝がわかれた末梢側で処理したあとに，前述のようにインストゥルメントホッピングを行い，1st armのcadiere forcepsでNo.4sbリンパ節の組織を把持し患者右腹側に展開すると，図3のように胃脾間膜が良好な視野で衝立状に展開される。短胃動静脈を可及的根部で処理し，さらに患者右側に郭清組織を展開すると，自然と胃が反転されていく。胃脾間膜を脾上極まで切離し，助手に胃後面を押すように展開させると，胃膵ひだを面状に展開することができる（図4A）。そうすると，左胃動脈（left gastric artery；LGA）支配領域と後胃動脈（posterior gastric artery；PGA）支配領域の間に特徴的なくぼみを認識することができる。このくぼみを基準として，D1＋郭清の安全かつ過不足ないラインを決定することができる（図4B）。また，D2郭清のラインであるNo.11dリンパ節とNo.10リンパ節の境目は，膵上縁のラインを自然に脾上極に延ばしたラインと定めている。このように胃を患者右側に反転して，胃膵ひだを面状に展開することにより，郭清ラインを明確に決定した上で郭清を開始することが可能となる。

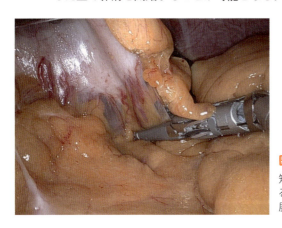

動画2

図3▶ D1＋およびD2郭清での脾門部の操作
短胃動静脈を可及的根部で処理する。血管を処理するごとに胃および郭清組織を患者右側に倒すように展開すると，自然と胃が反転される。

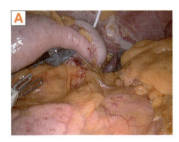
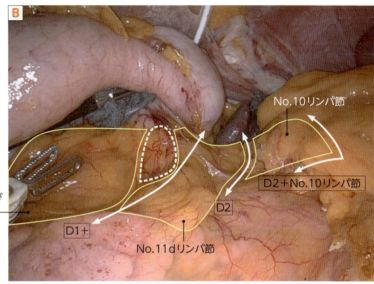

胃を反転させて，胃膵ひだを面状に展開する。

No.11pリンパ節および LGA支配領域

D1＋，D2，D2＋No.10それぞれの郭清境界ラインを示す（両矢印）。胃を反転させるとLGA，PGAそれぞれの支配領域の境界に間膜組織が薄くなったくぼみが認められる（破線内）。No.10と11の境界は脾の上極をメルクマールに定める。

図4 ▶ 胃の反転

決定したラインで胃膵ひだを切離してPGAを処理し（図5A），さらに郭清組織を患者右側に展開すると，下横隔動脈を茎とし横隔膜に付着する胃横隔間膜を衝立状に展開することができる（図5B）。下横隔動脈から分岐する噴門枝を根部で処理し，No.2リンパ節の郭清組織を含む胃横隔間膜を患者右側に展開しながら横隔膜前面で剥離を続けると，白色の横隔食道靱帯が露出され，食道裂孔まで剥離したことが確認できる（図6A，B）。横隔膜を覆う薄い筋膜およびGerota筋膜が温存された状態で剥離されているのがわかる。

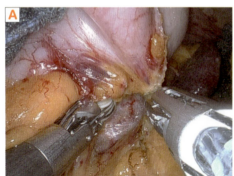
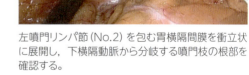

胃膵ひだを間膜組織が薄くなったくぼみの部分で切開してGerota筋膜の前面を剥離し，脾動脈を損傷しない高さでPGAを処理する。

左噴門リンパ節（No.2）を包む胃横隔間膜を衝立状に展開し，下横隔動脈から分岐する噴門枝の根部を確認する。

図5 ▶ D1＋郭清での胃膵ひだの処理

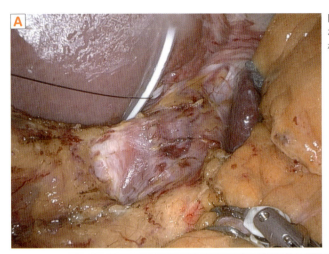

No.2の郭清組織を患者右側に展開しながら横隔膜前面で剝離を続けると、横隔食道靱帯が露出される。

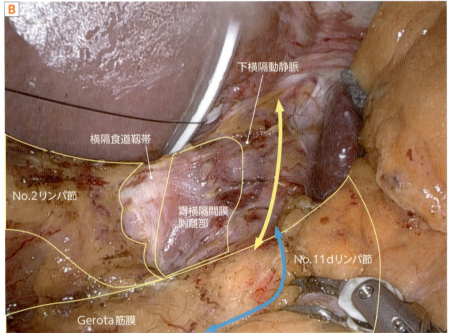

横隔膜を覆う薄い筋膜およびGerota筋膜が温存されている。
黄両矢印:胃横隔間膜の切離断端、青両矢印:胃膵ひだの切離断端

図6 ▶ D1＋郭清における穹窿部から噴門部までの郭清終了図

大切なこと

　胃全摘術の膵上縁郭清においては、D1＋郭清でもNo.11pリンパ節の郭清が必要です。これは幽門側胃切除術における膵上縁郭清と異なる点ですので、しっかり認識しておきましょう。この部位は従来の腹腔鏡下手術用の鉗子ではアプローチしにくく、ロボットの多関節機能が活きる箇所と言えるでしょう。

D2郭清を伴う胃全摘術（動画3）

動画3

図4Bに示したように，膵上縁のラインを脾上極に延ばしたラインで脾動脈および脾上極枝を露出しながら郭清を進め，PGAの根部を同定，切離する（図7A）。胃膵ひだをしっかり面状に展開しながら剥離を進めると，Gerota筋膜との間に泡状の線維が確認できる（図7B）。D2郭清におけるNo.11dリンパ節領域の郭清終了図を図8A，Bに示す。Gerota筋膜およびNo.10リンパ節を含む脾門部の組織が温存された状態で胃膵ひだが切除されているのがわかる。No.12aリンパ節は門脈前面を露出するように（図9A），No.11pリンパ節は脾静脈を露出するように郭清する（図9B）。

> **大切なこと**
>
> リンパ節郭清ではラインを引くことを心がけましょう。あらかじめ，ここまで取ると決めたラインに従ってその範囲を過不足なく切除することで，無駄のない系統的なリンパ節郭清を，再現性を持って行うことが可能になるでしょう。

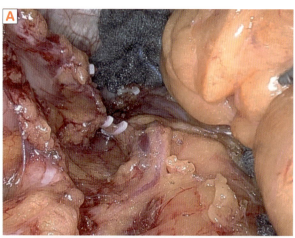

膵上縁のラインで脾動脈およびその脾上極枝を露出しながら郭清を進め，PGAの根部を同定，切離する。

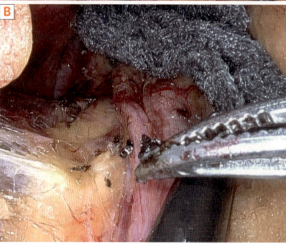

Gerota筋膜の前面で剥離を進める。

図7 ▶ D2郭清における胃膵ひだの処理

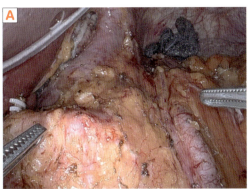

食道を離断。標本は摘出されている。

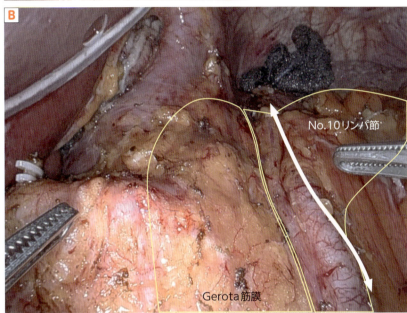

D2郭清の境界(両矢印)は脾の上極から膵上縁に沿って引かれている。その患者右側に脾動脈および脾上極枝が露出された胃膵ひだの切離断端，さらにその右側には温存されたGerota筋膜がある。左側では脾門部のNo.10が温存されている。

図8▶ D2郭清における胃膵ひだの郭清終了図

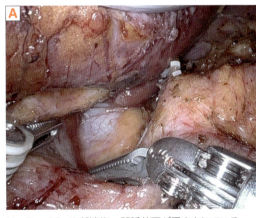

No.8a，12aの郭清後。門脈前面が露出されている。

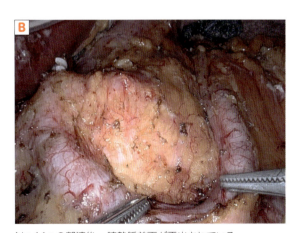

No.11pの郭清後。脾静脈前面が露出されている。

図9▶ D2郭清におけるNo.8a，12aおよびNo.11pリンパ節の郭清終了図

8　胃全摘術──ロボット支援胃全摘術　113

脾温存でのD2＋No.10リンパ節郭清を伴う胃全摘術（動画4）

動画4

　大弯に浸潤する上部胃癌においてはNo.10リンパ節郭清を行うが，臓器温存の観点からNo.10リンパ節への転移や胃脾間膜への癌の浸潤がない限り，脾温存での郭清が行われることが多い．その場合も，膵脾脱転は行わずに脾門の後面の組織は温存し，前面のみ郭清するのが一般的である．

　大網切除を行って脾下極および膵尾部を露出し，左胃大網動静脈を根部処理したあと，前述のようにインストゥルメントホッピングを行い，胃および郭清組織を患者右側に展開する．そして，No.10リンパ節の郭清組織をめくっていくように郭清を進めると，短胃動静脈の根部が露出されるのでこれを処理し，さらに右側，右側へと展開して郭清を進める（図10A）．脾門部を越えると，今度はGerota筋膜，そして横隔膜の前面で胃膵ひだ，胃横隔間膜をそれぞれ同様にめくっていくように剥離する（図10B）．脾温存でのD2＋No.10リンパ節郭清におけるNo.10，11dリンパ節の郭清終了図を図11A，Bに示す．

　No.11dリンパ節郭清領域では，脾動脈およびGerota筋膜が露出し，その頭側では胃横隔間膜剥離部が露出している．No.10リンパ節郭清領域では脾門の血管が露出し（図12A），No.11pリンパ節側では脾静脈前面が露出するまで郭清する（図12B）．

> **大切なこと**
> 　脾門郭清においては，複雑に絡み合う血管を残しながら郭清を進めるというやや複雑な操作が必要ですが，脾門を1つの「面」ととらえ，それを覆っている「皮」を剥いていく，という意識で行うとわかりやすいでしょう．「皮」を剥き上げていくと脾門の「面」との境界に「線」が形成されるため，その「線」にナイフとなるエネルギーデバイスを当てていくと，さらに自然と「皮」が剥けていく，といった感じで郭清操作が淡々と進んでいくでしょう．

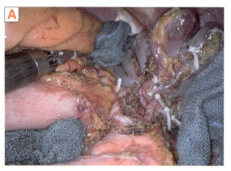
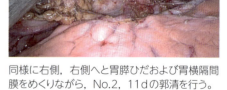

A　胃および郭清組織を患者右側にめくっていくように，脾門部の郭清を行う．

B　同様に右側，右側へと胃膵ひだおよび胃横隔間膜をめくりながら，No.2，11dの郭清を行う．

図10 ▶ 脾温存でのD2＋No.10リンパ節郭清

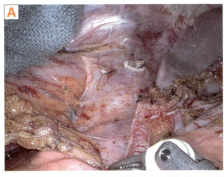

No.10, 11dを含む胃膵ひだおよび胃横隔間膜が右側に展開されている。

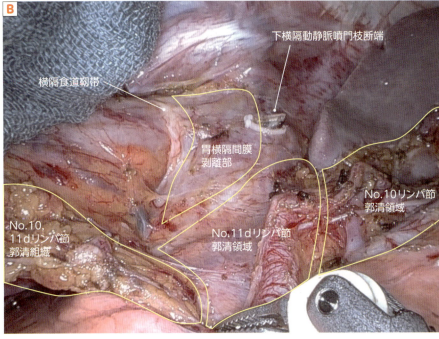

胃横隔間膜剥離部, No.10, 11d郭清領域がそれぞれ示されている。

横隔食道靱帯
下横隔動静脈噴門枝断端
胃横隔間膜剥離部
No.10, 11dリンパ節郭清組織
No.11dリンパ節郭清領域
No.10リンパ節郭清領域

図11 ▶ D2＋No.10リンパ節郭清におけるNo.10, 11dリンパ節の郭清終了図

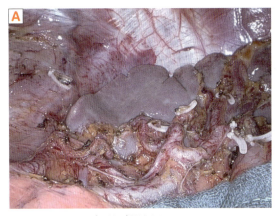

脾門部前面のリンパ組織が郭清されている。

図12 ▶ 脾温存D2＋No.10リンパ節郭清終了図

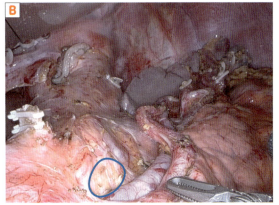

No.11p側では，一部Gerota筋膜を破る形（青丸）で深く入っている。

脾摘によるD2＋No.10リンパ節郭清を伴う胃全摘術（動画5）

動画5

　No.10リンパ節郭清症例の減少や脾温存術式の広まりとともに脾摘を行う症例は少なくなっているが，脾門リンパ節転移症例や胃脾間膜浸潤症例では依然として脾摘が必要と考えられている。

　まず膵上縁で脾動脈を確保し，着脱式血管クリップでクランプしておく。これまでと同様に，胃および郭清組織を患者右側に倒すように展開しながら，膵上縁で膵実質に沿って剥離を進めると自然とGerota筋膜に到達し，脾臓が浮き上がってくる（図13A）。脾動静脈を脾門に入る手前で処理し，脾摘を伴う脾門郭清が終了する（図13B）。

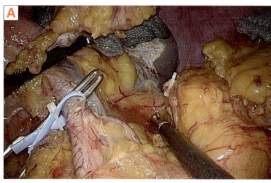
脾動脈をクランプし，脾門の組織を脾臓ごと膵およびGerota筋膜からめくるように剥離を進める。

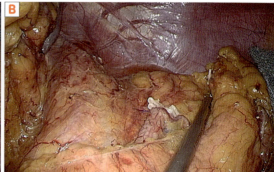
脾摘を伴うD2＋No.10郭清終了図

図13 ▶ 脾摘を伴うD2＋No.10リンパ節郭清

膵切離を伴う胃全摘術（動画6）

動画6

　胃癌が膵臓に浸潤しており，膵体尾部合併切除によって原発巣の切除が可能となる場合に選択される。その際，脾動脈は根部で処理されるため，自動的に胃全摘，D2＋No.10リンパ節郭清となる。

　図14Aに示すように脾動脈を根部で露出し，結紮およびクリッピングして切離する。膵体部で膵をGerota筋膜より剥離し，テーピングする。腹腔動脈より分岐して膵に流入する背側膵動脈を処理しておく（図14B）。膵切離はネオベール®シートなどの補強材付き60mmブラックカートリッジで自動縫合器により行う（図14C）。自動縫合器のジョーを5分かけてゆっくり閉鎖していくことで膵実質を圧挫し，さらに5分かけてゆっくり切離することで膵被膜の損傷による膵液瘻を予防する。尾側膵切除を行った場合の膵液瘻は比較的頻度の高い合併症であるため，膵断端に必ずドレーンを留置しておく。膵切除を伴うD2＋No.10リンパ節郭清終了図を図14Dに示す。

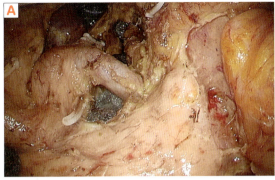
脾動脈を根部で露出する。

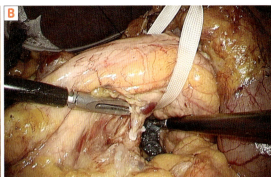
背側脾動脈の処理

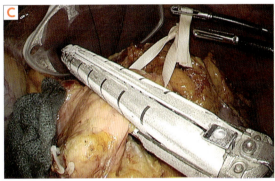
自動縫合器による膵の切断

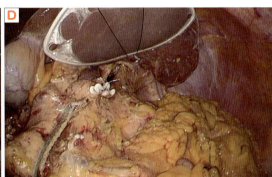
膵切除を伴うD2＋No.10郭清終了図

図14 ▶ 膵切除を伴うD2＋No.10リンパ節郭清

> **大切なこと**
>
> 　脾摘や膵切除といった拡大手術の適応は慎重に行いましょう。膵切除の際には高頻度に膵液瘻が起こりますし、脾摘した患者さんには一生、脾摘後重症感染症（overwhelming postsplenectomy infection；OPSI）のリスクがつきまといます。体内最大のリンパ器官である脾臓を失うことで免疫力が下がると考えられ、化学療法を行う必要がある患者さんも多いため影響が懸念されます。そのようなリスクよりもベネフィットがあると考えられる場合にのみ行いましょう。

再建の概要

　胃全摘術後の再建はRoux-en-Y法で行われる。空腸を起始部から約20cm肛門側で切断し，肛門側断端を挙上して食道空腸吻合を行う。吻合部から約40cm肛門側で空腸空腸吻合を行い，内ヘルニアを予防するために空腸間膜裂隙および挙上空腸と結腸間膜の間にできるPetersen's defectを，非吸収糸を用いて縫合閉鎖する。空腸を挙上する際，結腸前で挙上されることが多いが，肥満症例など空腸の挙上性が悪い場合には，結腸間膜に小孔を作成して結腸後に挙上する。

食道空腸吻合

　開腹手術においては，自動吻合器を用いて食道と空腸を端側吻合する方法が標準的に行われる。一方，腹腔鏡下手術においては，自動吻合器は通常のトロッカーから体内に挿入できないなどの理由から使用しづらく，自動縫合器を用いた吻合法が開発され，これまで広く行われてきた。オーバーラップ法（**図15A**）と機能的端々吻合（functional end-to-end anastomosis；FEEA）法（**図15B**）がその代表であり，食道と空腸を側側吻合することで広い吻合口を確保することが可能となる。

　しかしながら，これらの吻合法は食道の長軸方向（縦方向）にステープリングする必要があると同時に，空腸も食道断端より頭側（縦方向）に挙上する必要がある。自動縫合器の先端が食道断端から4~5cm口側になり，場合によっては縦隔内に位置することとなるため視認しづらく，万一トラブルが起こった際にリカバリーが難しくなる。また，空腸は上腸間膜動脈を中心に弧状に配列しているため，縦に挙上するためにはテンションがかかる。テンションを下げるために腸間膜の処理を多く行うと，今度は血流に問題が生じる可能性がある。**図15C**に示すように，自動縫合器を用いて食道と空腸を端側に吻合することができれば，食道を頭側に剥離する必要や，空腸を頭側に挙上する必要もなく，さらに視野の悪い奥のほうで吻合する必要もない。EJ-deltaは，食道断端を反時計回りにローテーションすることで食道断端と空腸を端側に近い形で吻合することができる理想的な吻合法である。

A オーバーラップ法

模式図

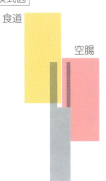

食道　空腸

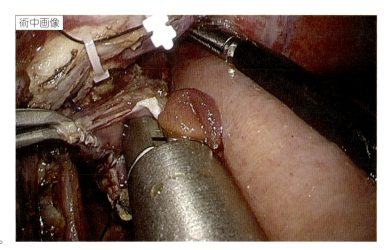
術中画像

空腸を縦方向に挙上する必要がある。

B FEEA法

模式図

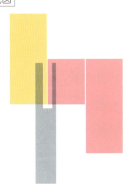

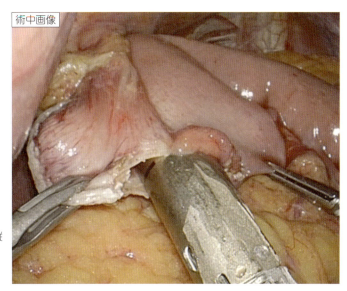
術中画像

オーバーラップ法と同様に，空腸を縦方向に挙上する必要がある。

C EJ-delta

模式図

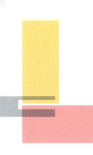

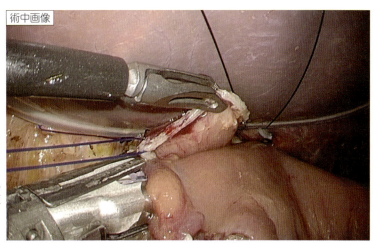
術中画像

食道と空腸を端側に近い形で吻合するため，空腸を挙上する距離が比較的短く，かつ食道の剝離長も短くてすむ。

図15 ▶ 胃全摘術後の自動縫合器を用いた各種再建法

食道空腸デルタ吻合（EJ-delta）[5]（図16）（動画7）

動画7

　吻合に先立ち，食道断端の可動性および空腸の挙上性を確認しておく。食道断端右側に小孔を開け，胃管の先端を出しておく。粘膜がずれるのを予防するために全層で1針かけておき，さらにステープルの右側断端にステープルラインをまたぐように糸をかけ，牽引用に体外に導出しておく（図16A）。空腸断端の腸間膜対側に小孔を開け，自動縫合器のカートリッジのサイドを挿入し，吻合位置まで挙上し，胃管をガイドにしながらアンビルのサイドを挿入する。体外に導出しておいた牽引糸を牽引しながら，食道後壁に空腸間膜対側を約45mm長縫着する（図16B）。その際，食道断端を反時計回りにローテーションすることで，食道断端後壁の血流が確保される。共通孔に2，3針支持糸をかけて自動縫合器を用いて閉鎖することで（図16C）吻合が完成する（図16D）。最後に，食道裂孔ヘルニア予防のため，非吸収糸を用いて吻合部を食道裂孔に数針固定しておく。

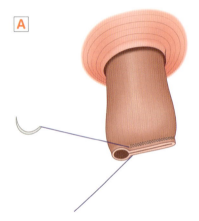

A　食道断端右側に小孔を開け，さらにステープル右側断端にステープルラインをまたぐように糸をかけ，牽引用に体外に導出しておく。

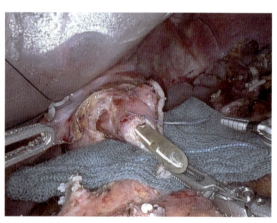

食道断端右側に小孔を開け，胃管を導出しておく。このあと，さらにステープルライン右側断端にステープルラインをまたぐように糸をかけ，牽引用に体外に導出しておく。

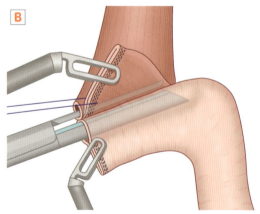

B　食道断端を反時計回りにローテーションしながら，食道後壁と空腸の腸間膜対側を自動縫合器を用いて縫着する。

図16AB ▶ 食道空腸デルタ吻合の模式図と術中画像

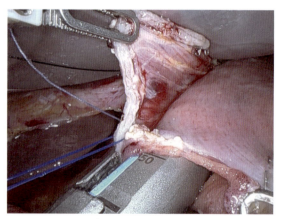

食道断端のステープルラインにかけた糸を牽引しながら，食道の後壁と空腸間膜対側を自動縫合器にて縫着する。その際，食道断端を反時計回りにローテーションすることで，食道後壁の血流を確保する。

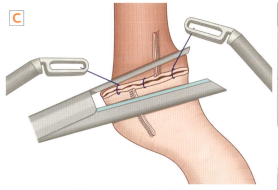

共通孔に2, 3針支持糸をかけ,自動縫合器を用いて閉鎖する。

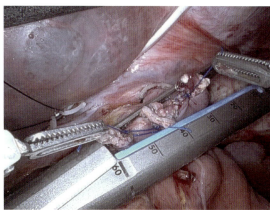

共通孔の閉鎖

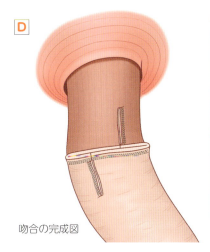

吻合の完成図

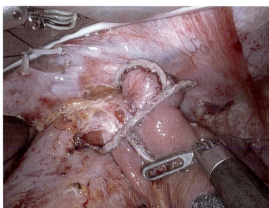

EJ-deltaの完成図

図16CD ▶ 食道空腸デルタ吻合の模式図と術中画像

> **大切なこと**
>
> 　胃全摘術後の食道空腸吻合は,場合によっては非常に困難なものになります。食道浸潤のある症例では,縦隔内でつなぐ必要のある可能性がありますし,内臓脂肪の多い患者さんや小腸の癒着のある患者さんでは,空腸が思うように持ち上がらないという場合もあります。そのような困難な状況でも対応できるような再建法に日頃から習熟しておくことが大切だと思います。

手術後について

　術翌日より歩行可・飲水可とし，経口補助食品の摂取を開始する．術後2～3日目にガストログラフィン®によるX線透視検査を行い，狭窄のないこと，漏れのないこと，肛門側への通過に問題のないことなどを確認した上で（図17A），問題なければ術後4日目に食事を開始する．退院は術後7日目以降に食事摂取量や採血データを含めた全身状態を加味して判断する．

　術後の再発チェックは，進行度にもよるが3～6カ月おきにCT検査および採血を，1年おきに上部消化管内視鏡検査を行う．図17Bに術後1年のEJ-deltaの内視鏡画像を示す．吻合部の再発の有無に加えて，狭窄や逆流による炎症所見の有無についても確認する．

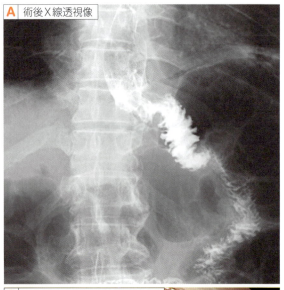

A 術後X線透視像

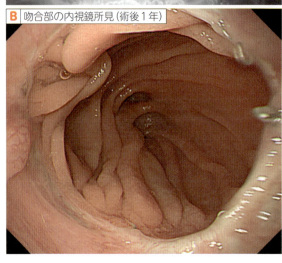

B 吻合部の内視鏡所見（術後1年）

図17 ▶ 術後画像所見

若手医師の間に必ず身につけておいてほしいこと

　胃全摘術と一口に言っても進行度によって郭清範囲は様々ですし，膵や脾，結腸などの合併切除を要することもあります。術前の診断や術式の計画が重要なことは言うまでもありませんが，術中判断で臨機応変に対応する力も要求されます。ただ，いずれにしても良好な視野展開をすることと，層を保って剥離することが何よりも大切です。一朝一夕には身につかないことですので，日々の手術で常に心がけるようにしましょう。

文献

1) 日本胃癌学会，編：胃癌治療ガイドライン 医師用．第6版．金原出版，2021．
2) Kunisaki C, et al：A nonrandomized controlled trial：long-term outcomes of LATG/LAPG for cStage I gastric cancer：Japan Clinical Oncology Group Study JCOG1401. Gastric Cancer. 2024；27(1)：164-75．
3) Etoh T, et al：Five-Year Survival Outcomes of Laparoscopy-Assisted vs Open Distal Gastrectomy for Advanced Gastric Cancer：The JLSSG0901 Randomized Clinical Trial. JAMA Surg. 2023；158(5)：445-54．
4) Sano T, et al：Randomized Controlled Trial to Evaluate Splenectomy in Total Gastrectomy for Proximal Gastric Carcinoma. Ann Surg. 2017；265(2)：277-83．
5) 白石憲男，他，編：消化器内視鏡外科手術合併症回避のABC．メジカルビュー社，2022．

9

噴門側胃切除術
——ロボット支援噴門側胃切除術

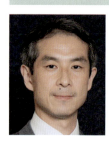

久森重夫(ひさもり・しげお)
京都大学消化管外科 講師

2000年	徳島大学医学部医学科卒業，天理よろづ相談所病院 ジュニアレジデント
2002年	天理よろづ相談所病院 腹部一般外科 シニアレジデント
2006年	京都大学消化管外科 大学院
2009年	米国スタンフォード大学幹細胞再生医学研究所 ポストドクトラルフェロー
2012年	京都大学消化管外科 医員
2013年	京都大学消化管外科 病院助教
2016年	京都大学消化管外科 助教
2020年	京都大学消化管外科 病院講師
2022年	現職

手術のポイント

- 臨床病理学的に噴門側胃切除術が最適な術式であるかどうか十分検討する。
- リンパ節郭清の際，各場面でメルクマールとなる血管の走行をしっかりと認識し，その神経外側の層で剥離操作を進めるように意識する。
- 術中内視鏡を用いるなど，切離ラインをしっかりと認識した上で，食道・胃を切離する。腫瘍学的に必要十分な胃切離・郭清を行った後，最大限患者のQOLを考慮した再建法を選択する。
- 再建で最も重要なポイントは，十分な吻合径を保つことと逆流防止を施すことである。

手術の情報・手術適応

　噴門側胃切除術（proximal gastrectomy；PG）は，「一般社団法人日本消化器外科学会消化器外科専門医修練カリキュラム」の新手術難易度区分において，高難度手術に位置づけられている術式である。本術式に対する手術アプローチとして，開腹・腹腔鏡・ロボット支援手術の成績を比較した報告はみられないが，良好な術野で微細解剖を認識でき，精緻な手術が可能となる腹腔鏡・ロボット支援手術は，PGにおいても広く施行されているのが現状である。

　PGの適応は，主に胃体上部の早期胃癌，食道浸潤が2cm以下の食道胃接合部腺癌，食道胃接合部を原発とする消化管間質腫瘍（gastrointestinal stromal tumor；GIST）などの粘膜下腫瘍である。近年，胃癌に対する胃全摘術（total gastrectomy；TG）とPGを比較した後ろ向き研究をまとめたメタアナリシスの結果，PGがTGよりも術後栄養状態が良好であったことが示され[1]，PGの適応はしだいに広がっている。『胃癌治療ガイドライン　第6版』では，胃上部の早期胃癌（CQ5）および食道胃接合部癌（CQ14）に対してPGを行うことが弱く推奨されている[2]。なお，PGでは胃切除後の再建方法が議論となることが多いが，臨床的に原発腫瘍の病態を評価し，必要十分な胃切除とリンパ節郭清（表1）[2]を行った後に，患者の術後QOLを最大限に保つことを考えて再建方法が決定される。各施設で手術手技および術後フォローに十分慣れた再建方法を選択することに問題はないと考えるが，再建の際に特に留意すべきことは，十分な吻合径を確保することと，逆流防止を施すことの2点である。

　本章では実際の手術として，拡大視効果により解剖の理解に役立つと考えられるDa Vinci Xi surgical systemを用いたロボット支援噴門側胃切除術（robotic proximal gastrectomy；RPG）とD1＋郭清を取り上げる。再建方法としては，食道残胃吻合およびダブルトラクト法について説明する。

表1 ▶ 胃癌に対する噴門側胃切除術のリンパ節郭清範囲

D0	D1に満たない郭清
D1	No.1, 2, 3a, 4sa, 4sb, 7
D1＋	D1＋No.8a, 9, 11p
D2	D1＋No.8a, 9, 11p, 11d

ただし，食道浸潤癌ではD2にNo.19，20，110*を追加する。
*：食道浸潤癌における胸部下部傍食道リンパ節（No.110）は，切離断端陰性が十分に確保される範囲の食道に付着するリンパ節を郭清対象とする。

（文献2より改変引用）

手術方法

準備（体位，ポート配置，術野展開）

患者を砕石位とし，図1のようにポートを挿入する．肝臓鈎とシリコンディスクを用いて肝外側区域を圧排し，Endo Close™と0-PDS糸を用いて肝円索を挙上し，左上腹部の術野を確保した後（図2），手術台をローテーションさせて頭高位14°，左上4°とする．

> **大切なこと**
>
> 開腹・腹腔鏡・ロボット支援手術のいずれを選択する場合でも，まずは良好な術野を確保することが重要です．胃体上部胃癌の手術では，肝外側区域，肝円索を展開して，胃体上部から食道裂孔付近をストレスなく操作できるような術野展開が基本となります．

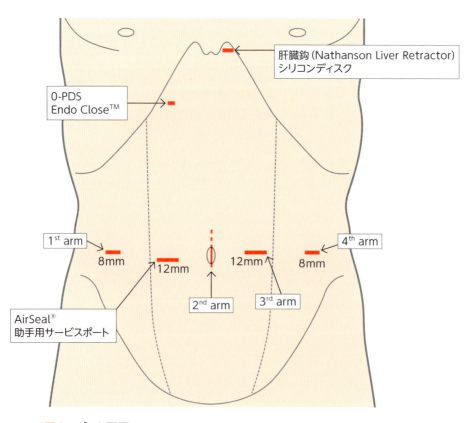

図1 ▶ ポート配置
臍のカメラポートにあらかじめラッププロテクター®とE・Zアクセス®を挿入しておくと，カメラ位置を微調整したり，ポートを追加することができて便利である．

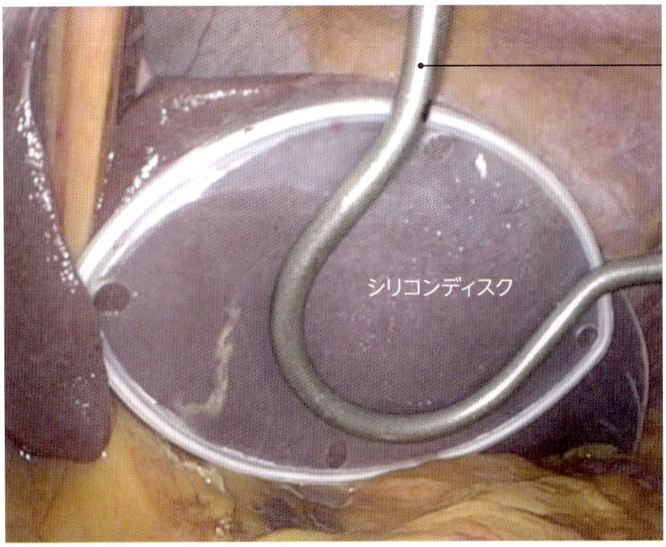

図2 ▶ 術野展開
肝臓外側区域をNathanson Liver Retractor，肝円索をEndo Close™
を用いて吊り上げ，術野を展開する。

郭清と胃切離

大網の切離とNo.4sb，No.4saリンパ節郭清（動画1）

　あらかじめ胃切離の目安として，大弯側で左右胃大網動静脈，小弯側で左右胃動脈の分水嶺にマーキングしておく。右胃大網動静脈は温存することを意識し，できれば直接把持しないよう注意して術野を展開する。患者左側の大網を切離して網嚢腔に進入する。腹腔内脂肪が多い肥満症例や，高度癒着症例で網嚢腔への進入が難しい場合があるが，患者左側ほど網嚢腔へ進入しやすい。続いて，胃体部胃壁背側の癒着を剥離する（解剖の誤認を防ぐため，また胃切離を安全に行うためにも，癒着剥離は非常に重要である）。左胃大網動静脈を把持して，大網枝分岐部のすぐ末梢で切離してNo.4sbリンパ節を郭清する（図3A）。

　胃穹窿部を10時方向に大きく牽引することで短胃動脈にテンションをかけ，尾側から根部で切離してNo.4saリンパ節を郭清する（図3B）。このとき，最も頭側の短胃動脈にテンションをかけ，胃穹窿部と後腹膜の癒合部を剥離することで，安全に脾上極を視認することが可能である（図3C）。

動画1

> **大切なこと**
>
> 胃穹窿部背側で，誤って脾臓脱転の深い層を剥離してしまうと，いつまでも脾上極が視認できず，下横隔動脈本幹を誤認して切離してしまうこともあるため，注意が必要です。

左下横隔動脈の視認と食道噴門枝切離（動画1）

脾上極まで胃穹窿部を脱転した後，胃を大きく患者右側に展開すると，左下横隔動脈が視認される。食道胃接合部に分岐する食道噴門枝を確実に同定し，その根部を切離してNo.2リンパ節を郭清する（図3D）。なお，胃癌が食道浸潤を有する場合など，病態に合わせて左下横隔動脈周囲のNo.19リンパ節の郭清を付加する。

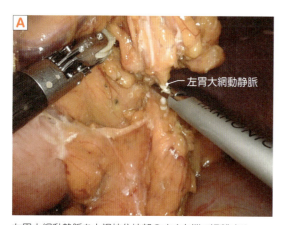

A 左胃大網動静脈を大網枝分岐部のすぐ末梢で切離する。

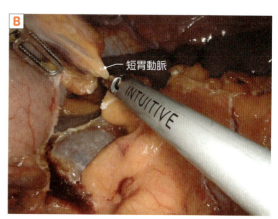

B 胃を患者右側に大きく展開し，短胃動脈を根部で切離する。

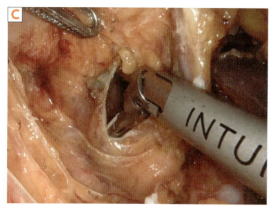

C 脾上極を開放することで短胃動脈処理が容易となる。

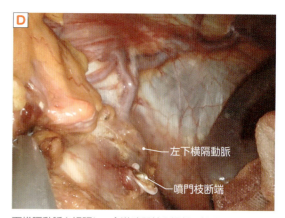

D 下横隔動脈を視認し，食道噴門枝を根部で処理する。

図3 ▶ 大網の切離とNo.4sb，4saおよびNo.2リンパ節郭清

小弯側リンパ節郭清と胃切離（図4）（動画2）

小網を切離して網囊腔を開放した後，左右胃動静脈分水嶺で交通する血管をクリップして切離し（図4A），胃壁に沿ってNo.3aリンパ節を郭清する。大弯側はNo.4sbリンパ節が切除される近位側の胃側に付着するように，大網および胃壁を処理する（図4B）。

胃切離に先立ち，術中内視鏡を用いて病変を粘膜面から確認し，切離ライン前壁をマーキングした上で（図4C），ステープラーで胃を切離する（図4D）。

> **大切なこと**
> リンフォースカートリッジを用いて胃切離を行うと，後の吻合操作の際に残胃断端を安全に把持できます。

動画2

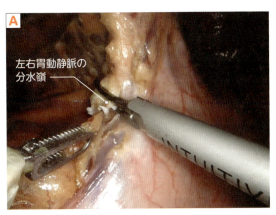

A 左右胃動静脈の分水嶺には太めの交通枝があるため，原則クリップして切離する。

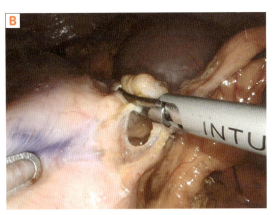

B No.4sbが切除側胃に付着するよう，大弯を郭清する。

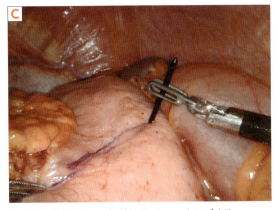

C 術中内視鏡を用いて，切離ラインにマーキングする。

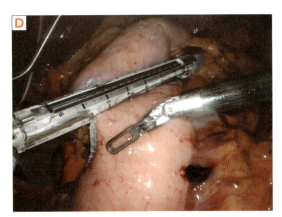

D 胃切離は助手ポートから行う。

図4 ▶ 小弯側リンパ節郭清と胃切離

膵上縁リンパ節郭清（図5）（動画3～5）

動画3

動画4

動画5

できる限り俯瞰的な視野を確保する。左胃動脈のpedicleを把持して挙上し，必要に応じて助手に膵下縁をガーゼで転がすように展開させる。噴門側胃切除D1＋郭清であれば，膵上縁ではNo.7，8a，9，11pリンパ節が郭清対象となる。

まず，膵実質損傷に十分注意しつつ，膵上縁被膜を広く切離し，総肝動脈および脾動脈の分岐部を同定する。総肝動脈に伴走する神経を温存することを意識しつつ，直接リンパ組織を把持しないように注意して，No.8aリンパ節を郭清する（図5A）。続いて，左胃動脈の左右で，No.9リンパ節を含む脂肪組織を腹腔動脈から十分剥離した後，左胃静脈を切離する（図5B）。クリッピングができる径となるまで安全に左胃動脈周囲の神経を剥離した上で左胃動脈を切離し，No.7リンパ節を郭清する（図5C）。患者右側No.9リンパ節の郭清では，腹腔神経の走行を意識し，神経と郭清組織の間をトレースする。郭清の最深部を決定し，リンパ漏を予防するため，同部をエネルギーデバイスで凝固するか，クリッピングして切離する（図5D）。

続いて脾動脈に伴走する神経を意識しながら，できるだけ胃後壁付近まで脾動脈を剥離する（図5E）。No.11pリンパ節を含む脂肪組織を，いわゆるGerota筋膜から剥離し，衝立状にして引き上げた後，No.11pリンパ節の最深部を決定して切離する（図5F）。

> **大切なこと**
>
> 患者右側No.9，11pリンパ節は，それぞれNo.16 a2 int，No.16 a2 latリンパ節に続く組織であり，周囲を剥離して郭清組織を衝立状に牽引するような手順で操作を進めると，合理的に最深部に緊張をかけて郭清境界を決定することができます。そのためには，動脈と伴走する神経外側の層を常に意識するようにしましょう。

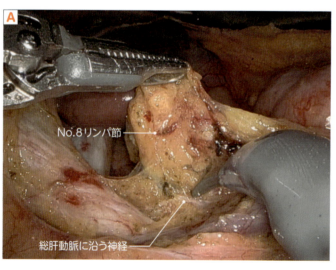

D1＋以上の郭清の場合はNo.8aも郭清する。

図5A ▶ 膵上縁リンパ節郭清

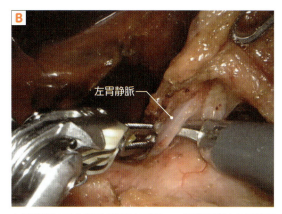
左胃静脈はできる限り根部まで追い，処理の際はある程度余裕を持って切離する。

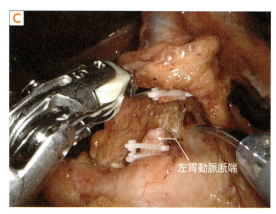
左胃動脈は適宜，周囲神経を剥離し，確実にクリップすることを意識する。

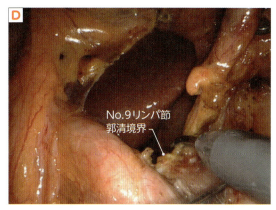
患者右側No.9はNo.16 a2 intに続くため，根部でクリップあるいはエネルギーデバイスを用いて確実に凝固切離する。

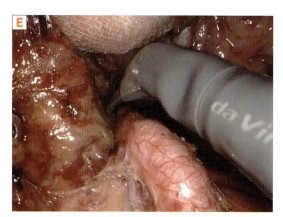
No.11pの郭清にあたり，脾動脈に伴走する神経を意識してトレースし，できる限り末梢まで剥離しておく。

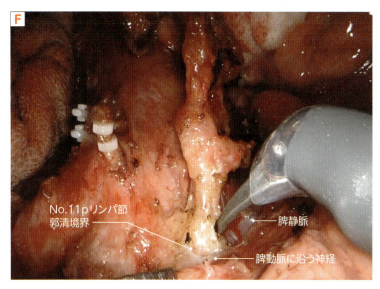
No.11pは内外側を剥離し，衝立状にして，No.16 a2 latに続く根部を確実に郭清する。

図5B〜F ▶ 膵上縁リンパ節郭清

食道周囲の剥離と食道切離（図6）（動画6）

動画6

腫瘍学的に食道をどの程度切除するかによって，食道の剥離範囲を決定する．腹部食道を十分に授動するために，迷走神経前幹・後幹を確実に切離する（図6A）．食道はその後の再建がオーバーラップになる場合，共通孔が腹側に向くように，反時計回りに90°回転させた状態で，ステープラーにて切離する（図6B）．その後，標本を回収し，再建前に病変が確実に切除されたことを肉眼的，病理学的に確認することが望ましい．

> **大切 なこと**
>
> 胃癌に対するPGでは，臨床的に患者さんの年齢やADLなどを考慮した上で，腫瘍学的に必要十分な胃切除マージンの確保とリンパ節郭清を行うことが重要です．単に再建法ありきで，腫瘍ギリギリで切除したり，腫大したリンパ節領域の郭清を控えたりすることがないように心がけましょう．また食道周囲の剥離では，横隔食道靱帯などの支持組織も含めて，不必要に正常構造を破壊することがないよう意識しましょう．

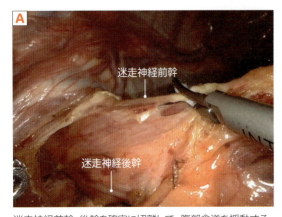

迷走神経前幹・後幹を確実に切離して，腹部食道を授動する．

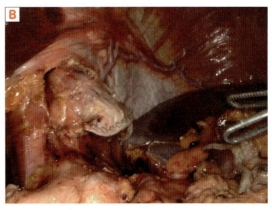

食道はねじらず左右方向に切離する．病変が許せば，原則，ちょうど食道胃接合部（esophagogastric junction；EGJ）で切離し，腹部食道を全長残すことが望ましい．

図6 ▶ 食道周囲の剥離と食道切離

再建

再建①：食道残胃吻合法（図7）[3]（動画7）

動画7

当科では，これまで全腹部食道および残胃2/3以上が確保できる症例では食道残胃吻合を行ってきた[3]．この原法では食道左側をノーナイフステープラーで固定していたが，最近では非吸収糸を用いて食道左右壁を残胃に固定している（図7A）．

本再建法の手順としては，まず偽穹窿部を確保できる位置，すなわち胃切離断端から最低4cm離して，残胃前壁に4cm以上の吻合孔を作成する（図7B）．この吻合孔が小さいと狭窄のリスクが高くなるため注意が必要である．腹部食道左側を非吸収糸barbed suture（3-0 V-Loc™）にて残胃に固定する（図7C）。食道側のステープラーを切除した後，吻合孔後壁を3-0 vicryl®にて全層一層で結節縫合する（図7D）。ロボット支援手術であれば縫合は容易だが，特に腹腔鏡下手術で行う場合は，患者左側から1針ずつ縫合していくほうが食道外膜や胃漿膜を視認しやすい。同様に，前壁も3-0 vicryl®にて全層一層で結節縫合する。原法では腹腔鏡下に連続縫合を行っていたが，ロボット支援手術では結節縫合も容易であり，より狭窄の心配がないと考えている。食道右側も左側と同様に非吸収糸3-0 V-Loc™で残胃に固定した後，挙上残胃断端と左右横隔膜を非吸収糸で固定する（図7E）。なお，残胃前壁の吻合孔を作成した後，非吸収糸で先に残胃を横隔膜に固定しておくと，操作が容易である。

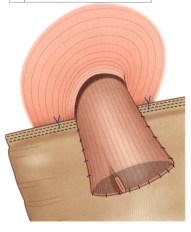

A 食道残胃吻合の完成模式図

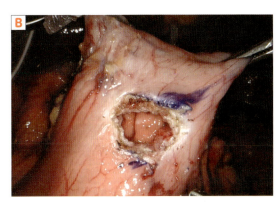

吻合孔は胃切離断端から最低4cm，吻合孔自体も最低4cm開ける。

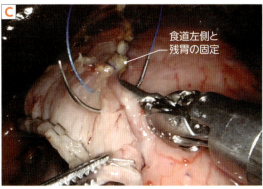

患者左側を非吸収糸barbed sutureを用いて固定する。

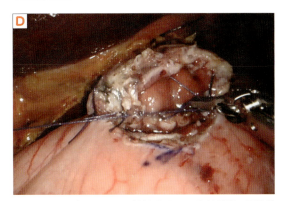

吻合孔後壁を全層一層で結節縫合する。食道外膜と胃漿膜が落ちないよう注意する。合計8〜10針程度で縫合する。

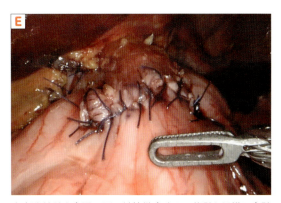

吻合孔前壁を全層一層で結節縫合する。後壁と同様に合計8〜10針程度で縫合する。

図7 ▶ 食道残胃吻合法

（文献3より改変引用）

再建②：ダブルトラクト法（図8）（動画8）

動画8

　再建①の適応とならない症例で，経裂孔的に再建を行う場合は，ダブルトラクト法を用いている（図8A）。腹部食道を2cm程度切除した場合や，残胃がかなり小さくなった場合にも適応となりうる。

　本再建法の手順としては，まず食道を反時計回りに90°ねじって，前後壁方向に食道を離断する（図8B）。このようにすることで，後の食道空腸オーバーラップ吻合の際，共通孔が腹側に向いて閉じやすくなる。臍創部から標本を摘出し，同時にTreitz靱帯から約25cmの空腸を体腔外に誘導して，逆蠕動で空腸空腸吻合する。筆者らは，空腸空腸吻合にはSignia™ 45mmキャメルを用いており，共通孔は3-0 vicryl®にて連続縫合閉鎖している。小腸間膜隔壁を非吸収糸で閉鎖したら，続いて食道と挙上空腸をSignia™ 45mmパープルを用いてオーバーラップで吻合する。食道側は粘膜下に挿入しないよう，硬めの経鼻胃管をガイドにして，アンビルフォークが胃管をまたぐようにして挿入する（図8C）。加えて食道側は滑りやすいため，吻合にずれが生じないように十分注意する。共通孔を連続縫合閉鎖した後，胃管を挿入してリークテストを行う。挙上空腸がたるまないように，自然な位置で残胃空腸吻合を行う。当科では食道空腸吻合部から約10cm

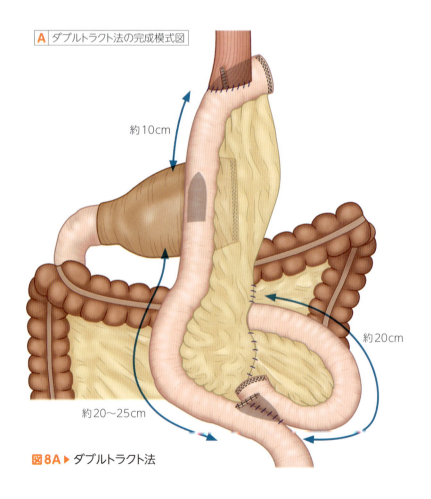

A ダブルトラクト法の完成模式図

図8A ▶ ダブルトラクト法

程度を吻合先端の目安としている。残胃の状態により，胃吻合部が胃の切離断端に平行か，それとも大弯線に平行かを決定し，Signia™ 60mmパープルにて残胃空腸吻合を行う（図8D）。共通孔は支持糸をかけ，再度Signia™ 60mmパープルにて縫合閉鎖する（図8E）。ステープラーを用いて共通孔を閉鎖することで，食物がより胃側へ流れやすくなると考えている。最後にPetersen's defectを非吸収糸で連続縫合閉鎖する。

> **大切なこと**
>
> 　残存する食道と胃の状況から妥当な再建方法を選択すべきですが，実際は各施設で最も慣れた方法が選択されることが多いと思います。最低限，理論的に逆流と狭窄を予防できることが示された再建を行いましょう。

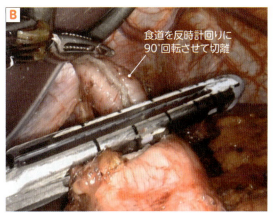

食道を反時計回りに90°回転させて切離することで，食道吻合部は背側となる。

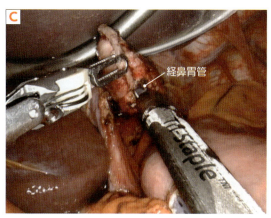

食道空腸吻合。経鼻胃管をまたぐようにステープラーを挿入し，オーバーラップで吻合する。共通孔は連続縫合する。

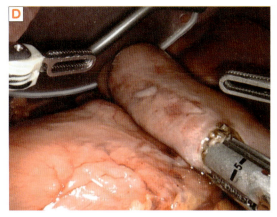

残胃空腸吻合。残胃の大弯が長く残っていれば，残胃空腸を順蠕動で吻合してもよい。

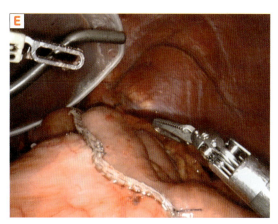

残胃空腸吻合の共通孔はステープラーで縫合する。

図8B〜E ▶ ダブルトラクト法

手術後について（図9，10）

　基本的には幽門側胃切除術，TGに準ずる。
　PGでは術後X線透視検査を行い，通過障害がないこと，逆流がないことを確認する。
　食道残胃吻合法では，十分な吻合径が保たれ通過性に問題がないこと，偽穹窿部を作成したことにより逆流が防止されていることを確認する（図9A）。術後は1年ごとに上部消化管内視鏡検査を行い，逆流性食道炎の有無も含めて残胃を観察する（図9B）。
　ダブルトラクト法では，食道空腸吻合部にねじれがなく，通過性に問題がないこと，逆流がないこと，および残胃と空腸の両方に造影剤が流れることを確認する（図10A）。ダンピングを防ぐため，食物が残胃に流れ込む割合が多いほうが好ましい。術後は1年ごとに上部消化管内視鏡検査を行い，逆流性食道炎の有無も含めて残胃を観察する（図10B）。なお，残胃空腸吻合径が不十分な場合，残胃の観察が難しいことがあるため注意が必要である。

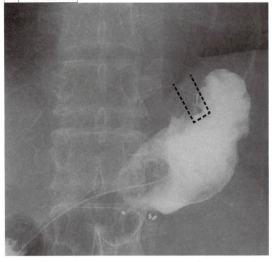
A　X線透視像
通過性に問題がなく，頭低位としても逆流がないことを確認する（破線部）。

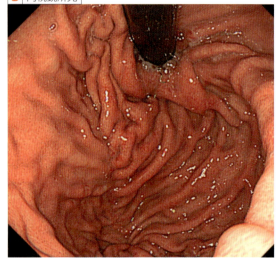
B　内視鏡所見
裂孔ヘルニアがなく，偽穹窿部が形成されていることを確認する。

図9 ▶ 食道残胃吻合法後検査

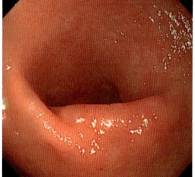

残胃と空腸の両方に造影剤が流れることを確認する（破線矢印）。

図10 ▶ ダブルトラクト法後検査

逆流性食道炎がなく，残胃が容易に観察できることを確認する。

若手医師の間に必ず身につけておいてほしいこと

　最初に述べた通り，PGは再建も含めて高難度手術に位置づけられている術式であり，レジデント時代に執刀する機会は少ないかもしれません。実際のところ，PGの明確な適応は定まっておらず，施設によって再建方法も異なっているのが現状です。各施設での経験も術式選択に影響を与える可能性があります。各症例で，PGが最適と考えられる術式かどうかを上級医と十分議論するようにしましょう。
　腹腔鏡・ロボット支援手術では，拡大視効果により精緻な郭清操作が可能です。胃癌手術全般に共通することですが，各場面でメルクマールとなる血管や剥離層を認識すること，手順を定型化することで合理的に郭清操作を行うことを意識して，手術にのぞんで下さい。

■ 文　献

1) Xu Y, et al：Proximal versus total gastrectomy for proximal early gastric cancer：A systematic review and meta-analysis. Medicine (Baltimore). 2019；98(19)：e15663.
2) 日本胃癌学会，編：胃癌治療ガイドライン 医師用. 第6版. 金原出版，2021.
3) Okabe H, et al：Laparoscopic proximal gastrectomy with a hand-sewn esophago-gastric anastomosis using a knifeless endoscopic linear stapler. Gastric Cancer. 2013；16(2)：268-74.

10 腹腔鏡下胃部分切除術
──胃粘膜下腫瘍(特にGIST)に対する手術

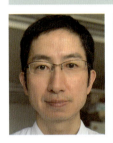

前川久継(まえかわ・ひさつぐ)
京都大学消化管外科／がん個別化医療開発講座 特定助教
2006年　奈良県立医科大学医学部医学科卒業,
　　　　独立行政法人国立病院機構南和歌山医療センター 臨床初期研修医
2008年　京都大学医学部附属病院外科 後期研修医
2009年　平成柴川会小倉記念病院外科
2014年　京都大学消化管外科 大学院
2018年　米国ペンシルバニア大学消化器内科 ポストドクトラルフェロー
2019年　米国コロンビア大学Irving Cancer Research Center ポストドクトラルフェロー
2020年　京都大学消化管外科 医員, 京都市立病院総合外科(消化器外科・小児外科) 医長
2021年　現職

手術のポイント

- 胃粘膜下腫瘍は, 腫瘍の組織型・位置や大きさで最適な術式が異なることを理解する。
- 腫瘍学的な根治性の担保を最優先し, できる限り機能温存するように手術計画を立てる。
- 胃の部分切除の場合は, 狭窄や極度の胃の変形が生じないように注意する。
- 被膜が薄く内部がやや軟な腫瘍では穿破しないよう愛護的な操作を心がけ, 鉗子での腫瘍の圧排などには十分に注意する。

手術の情報・手術適応

　胃部分切除術（楔状切除を含む胃局所切除術）は，「一般社団法人日本消化器外科学会消化器外科専門医修練カリキュラム」における新手術難易度区分では低難度手術にあたる術式である。その一方で，胃粘膜下腫瘍に対する腹腔鏡下胃部分切除術は，腫瘍の大きさや位置により実際の手術難易度が大きく異なるため，必要十分な術前検査と手術計画が重要である。

　腹腔鏡下胃部分切除術の適応としては，リンパ節郭清を必要としない腫瘍などが考えられるが，本章では胃粘膜下腫瘍，特に胃消化管間質腫瘍（gastrointestinal stromal tumor；GIST）を念頭に解説する。

　胃粘膜下腫瘍の鑑別診断としては，GISTを代表に**表1**に示すようなものが挙げられる[1]。

　画像診断だけで正確な鑑別診断は困難であり生検も必要であるが，通常の生検では表面の粘膜組織しか採取できないことも多いため診断がつかないことがある。そのため，可能であれば超音波内視鏡ガイド下生検を行うことが望ましい。確定診断ができない場合は，内視鏡所見での潰瘍形成，辺縁不整，増大などの悪性を疑う所見を参考に，以下のように手術適応を判断する[2]。

　胃粘膜下腫瘍の手術適応は，切除可能な限局性胃粘膜下腫瘍（疑いを含む）で以下の場合である。

- 腫瘍径2cm未満で，生検でGISTと診断された場合
- 腫瘍径2cm以上5cm未満で，悪性を疑う所見がある，もしくはGISTと診断された場合
- 腫瘍径5.1cm以上の場合

表1▶ 胃粘膜下腫瘍の鑑別診断

非上皮性腫瘍	軟部腫瘍	GIST 平滑筋性腫瘍 神経原性腫瘍 その他軟部腫瘍
	リンパ腫	びまん性大細胞型B細胞性リンパ腫 MALTリンパ腫 その他
悪性上皮性腫瘍	一般型（胃癌）	粘膜下腫瘍様の形態を呈するもの
	特殊型	神経内分泌腫瘍（neuroendocrine tumor, neuroendocrine carcinoma）など
非腫瘍		異所性膵など

MALTリンパ腫：粘膜関連リンパ組織由来悪性リンパ腫

手術方法

前述した通り，腫瘍の位置（噴門・幽門との位置関係），腫瘍の形態（内腔突出の程度・壁外突出など），腫瘍の性質，組織型などにより術式が大きく変わる可能性があるため，術前に十分な解剖理解と手術戦略を計画する必要がある（噴門部に近い場合や胃の変形が大きくなりそうな場合など，必要により術中内視鏡の併用も考慮する）。

本章では，正常な胃の切除範囲を最小限にして胃の変形を回避する方法として奥村・金谷らが報告した"lift-and-cut法"[3] を用いた❶前壁病変に対する基本的な"lift-and-cut法"，❷小弯後壁病変に対して支持糸で展開して行う"lift-and-cut法"および❸後壁病変に対する楔状切除を例に手術方法を解説する。

準備（体位，ポート配置，術野展開）

体位やポート配置は，基本的に腹腔鏡下胃切除術に準じる。頭高位は5〜15°程度で左高位の角度は病変の位置で適宜調整する。また，腫瘍の位置や大きさから想定される難易度により，適宜助手側のポートを減らしてもよい。肝外側区域が術野の妨げになる場合は，肝臓鈎など肝外側区域の展開法も使用する。

> **大切なこと**
>
> 助手側のポートを減らすことや単孔式手術といった，より創の少ない手術方法を選択できることもあります。一方で，腫瘍の根治性が最も重要であることと，臓器機能温存（胃の変形や通過障害となりうる原因を最小限にすること）が真の低侵襲手術として優先されることを考える必要があります。

❶前壁病変に対する"lift-and-cut法"（動画1）

動画1

症例：病変は胃体上部前壁小弯側，大きさは2cm程度，半周程度壁外に突出した腫瘍

ポートは5ポートで肝臓鈎を使用している。まず，腹腔内を通常通り観察した後に，腫瘍の位置や周囲組織との癒着の有無などを確認する（図1）。前壁病変であれば腫瘍の位置はすぐに確認できることが多いが，どの範囲の胃を切除する見込みかを判断し，必要最小限の大弯側もしくは小弯側の血管処理を行う。小弯側の血管処理を行う場合は，術後の排泄遅延などにつながるため，迷走神経を温存するように最大限留意する（図2）。

胃壁の漿膜筋層切開では電気メスや超音波凝固切開装置を用いて，胃の筋層の線維を確認しながら切開の深さを見きわめていく。助手と協調して切開ラインに十分な緊張をかけることで，粘膜下層のややまばらな層に入ることが可能である（図3）。ただし，腫

瘍を直接把持しないように注意する．全周性に漿膜筋層の切開が完了すれば，腫瘍は大きく持ち上げることができるため，把持鉗子で引き伸ばされた粘膜を触診し（図4），腫瘍からマージンをとって切離できることを確かめた後にステープラーを用いて切離する（図5）．

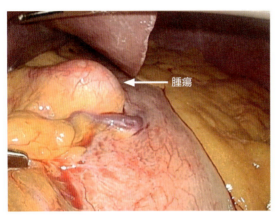

図1 ▶ 腫瘍の確認
腫瘍の位置・噴門との距離，腫瘍の大きさ，周囲臓器との関係などを把握し，術前の想定通りの手術で対応可能か判断する．

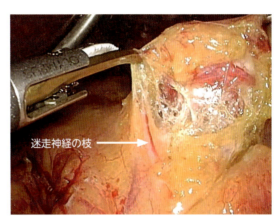

図2 ▶ 小網の切離
できるだけ腫瘍に近い位置で小網を切開する．迷走神経の枝は可能な限り温存する．

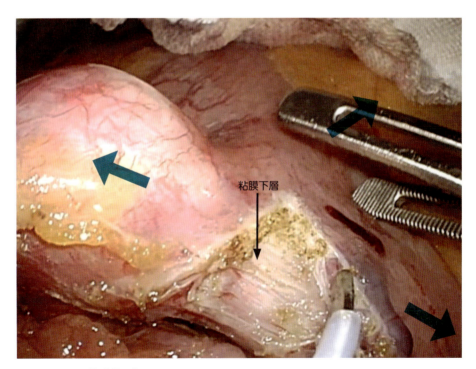

図3 ▶ 胃壁の漿膜筋層切開
術者と助手が協力し切開ラインに緊張をかけながら（青矢印），胃壁の漿膜筋層切開を行う．必要十分な緊張と，切開しながら筋層の動きを観察することで適切な粘膜下層の深さに入りやすくなる．

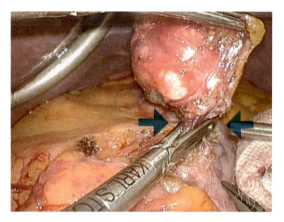

図4▶ 切離前の確認
ステープラーで切離する前に，直の鉗子などを用いて切離予定部の厚みや硬さを確認し（矢印），腫瘍を確実に切離できるかどうか確認する。

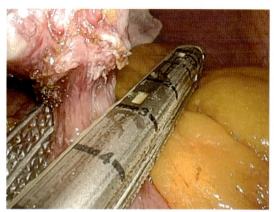

図5▶ 切離
腫瘍を胃壁から十分に牽引し，適切なマージンを確保したことを確認し，ステープラーで切離する。

　　　　　ステープラーの切離ラインは，ステープルをすべて埋めるように胃壁の漿膜筋層縫合で埋没する（図6, 7）．

> **大切なこと**
> 漿膜筋層切開の目的は，胃壁の変形を最小限にして腫瘍から必要なマージンをとって切除できるようにすることです．内腔にdelleがあるGISTなどでは，筋層をきれいに切離することにこだわりすぎて内腔が開放されることは避けなければなりません．

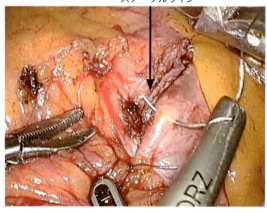

図6▶ 漿膜筋層縫合
ステープルラインを埋没するように漿膜筋層縫合を行う。

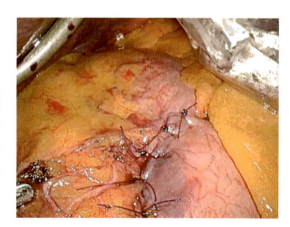

図7▶ 完成図
最小限の胃の変形で腫瘍が切除できたことが確認できる。

❷ 小弯後壁病変に対して支持糸で展開して行う"lift-and-cut法"

症例：病変は胃体中部小弯後壁，大きさは5cm大，やや内腔に突出した腫瘍

　より工夫のいる症例として，小弯のやや大きな胃GISTに対して支持糸で胃および腫瘍を授動し"lift-and-cut法"を行った症例を提示する（動画2）。ポートは助手側が1本のみの4ポートで肝臓鈎は使用していない。

　基本的な手術のコンセプトは前述の❶の手術と同様であるが，小弯後壁の病変を先ほどの前壁病変と同様の術野展開にするために，また比較的大きな腫瘍を"lift"するために支持糸を腫瘍周囲にかけて展開している（図8，9）。

動画2

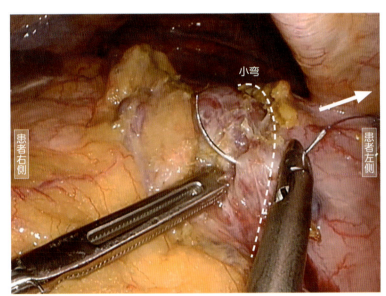

図8 ▶ 支持糸（小弯側）
小弯の切開剥離ラインの腫瘍近傍に支持糸をかけて患者左側に牽引し展開する。

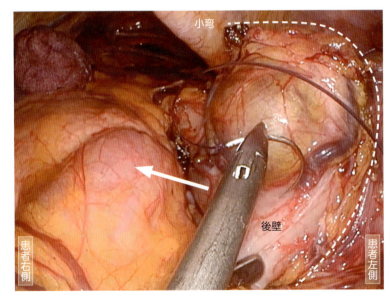

図9 ▶ 支持糸（後壁側）
後壁側の腫瘍近傍にも支持糸をかけ，患者右側に牽引し展開する。

支持糸はポートの外を通してポート創から牽引したり，エンドクローズなどを用いて適切な位置から体外へ牽引し，適宜牽引を調整することで術野展開の補助とすることができる．漿膜筋層切開を行う際に腫瘍をできるだけ真腹側へ"lift"する術野を作る（図10）ことが"lift-and-cut法"を容易にするためのコツと考える．

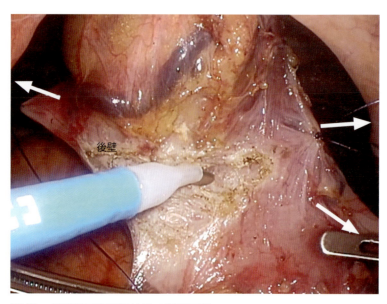

図10 ▶ 漿膜筋層切開開始時の術野展開
小弯側・後壁側および頭側にも支持糸をかけてそれぞれを牽引し展開することで，腫瘍を腹側真正面にとらえる術野を形成している．術者左手および助手と協調し，適切なテンションを作っている．

> **大切なこと**
>
> move the groundと同じで，手術がしやすいように場（術野展開）を整えることができれば，安全に確実な手術操作を行うことが容易になります．逆に手術操作がやりにくいときは，常にもっと楽にできる展開がないかを意識しましょう．

❸ 後壁病変に対する楔状切除（動画3）

動画3

症例：病変は胃体上部後壁，大きさは7cm，壁外突出型，やや軟な腫瘍

　後壁の腫瘍へのアプローチを良くするため，右胃大網動脈を温存しながら大網を十分に幽門側まで大きく切開しておく（図11）．腫瘍から少し離れた胃後壁を大きく把持挙上し，周囲臓器との癒着の程度を見きわめ慎重に剥離を進める．軟な腫瘍であり，術中穿破を防ぐために腫瘍を授動する際はガーゼなどを用いて愛護的な操作を心がける．本症例では，十分な展開を行うことで腫瘍背側の腫瘍血管の処理が可能であった（図12）．

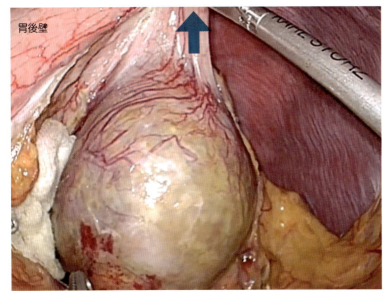

図11▶ 後壁腫瘍の術野展開

大網を大きく切開し大弯を大きくめくり上げて後壁にアプローチし，腫瘍から少し離れた胃後壁を大きく把持し挙上する(矢印)。

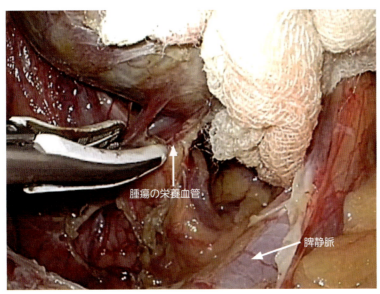

図12▶ 腫瘍背側の術野展開

腫瘍付近の後壁を大きく挙上し，腫瘍をガーゼなどを用いて愛護的に授動すると，腫瘍背側の術野展開も可能となる。

大切なこと

- 病変に対して十分にアプローチできるように下準備(広く大網切開を行う，後壁の癒着もできるだけ剥離しておく，など)をしっかりしましょう。
- 腫瘍穿破をきたさないように，常に愛護的操作を心がけましょう(鉗子の先端だけでなくシャフトでも強く圧排しないよう注意)。
- 腫瘍がやや大きくても腹腔鏡下のほうが良好な視野が得られる場合があります(穹窿部後壁など)。一方で，安全に腫瘍を根治切除することが手術の目的であり，腹腔鏡下では危険と判断した場合は開腹を躊躇しないようにしましょう。

本症例では，腫瘍周囲を十分に剥離した後に，楔状切除で胃の大きな変形なく切除できると判断してステープラーでの切離を開始した．1発目のステープラーで大きく切離しようとせずに，適切なマージンと切離ラインの方向性が問題ないことに重点を置いて切離を行い（図13），1発目のステープルラインを牽引しながら腫瘍を授動して2発目以降の角度を調整し，腫瘍を含む胃の部分切除を完了した（図14）．術中内視鏡も併用し，切離ラインが噴門に影響しないか観察して，安全に腫瘍を切除することができた（図15）．

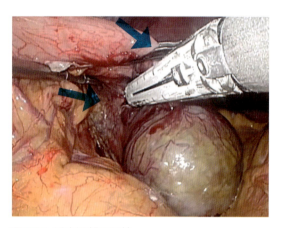

図13▶ 腫瘍切離の開始
ステープラーの1発目は特に慎重にラインを設定する．残胃の端が極端に鋭角で残らないか，ステープラーの先の方向まで十分に見ながら（矢印），ステープラーの向きと切離する長さを調整する．

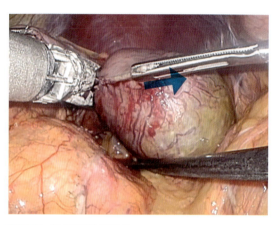

図14▶ 腫瘍切離の続き
ステープラーの1発目以降は，ステープルラインを牽引することで（矢印）比較的容易に切離ラインをコントロールすることができる．

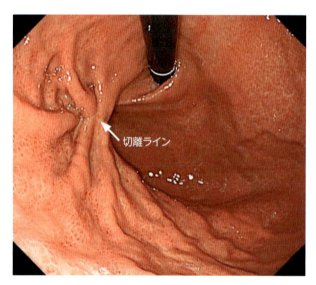

図15▶ 術後1年の内視鏡所見
腫瘍切離後の内視鏡所見．胃の狭窄なく噴門への影響も認めない．

> ## 大切なこと
>
> - 1発目のステープラーの角度や方向が後の全体の方向性を左右するため，1発目はステープラー全体を挿入することにこだわらず，角度と方向を妥協せずに決めましょう。
> - 噴門に近い病変では狭窄を起こさないように術中内視鏡での観察も考慮しましょう。

手術後について

　部分切除の範囲にもよるが，基本的には術後翌日から飲水や食事が可能と考えられる。術後の注意点としては，残胃の変形による通過障害や，食物残渣の過剰な停滞による胃の過拡張をきたしていないかなど，食事摂取量や嘔気などに注意して経過をみていく。

> ## 若手医師の間に必ず身につけておいてほしいこと
>
> 　胃GISTなどに対する胃部分切除術は，郭清や再建がないことから若手医師が執刀する機会も多い手術です。一方で，腫瘍の位置や形態，周囲臓器との癒着などにより難易度が大きく変わることもあります。どのような手術でもそうですが，術前画像を十分に検討して，術中に起こりうる状況や対処法を十分にイメージして手術にのぞむ必要があり，また術後に術前のイメージと比べてどうであったかを復習することで，様々な状況を想定し対応できる「引き出し」が増え，外科医としての成長につながります。手先の技術の訓練だけでなく，より安全に，より効果的な治療を行うための手術戦略も日々の症例から学び，考え続けるようにしましょう。

文献

1) 日本胃癌学会，編：胃癌取扱い規約．第15版．金原出版，2017．
2) 日本癌治療学会，編：GIST診療ガイドライン．第4版．金原出版，2022．
3) Okumura S, et al：Our experience with laparoscopic partial gastrectomy by the 'lift-and-cut method' for gastric gastrointestinal stromal tumor with maximal preservation of the remnant stomach. Surg Endosc. 2017；31(8)：3398-404．

11 胃・十二指腸潰瘍穿孔に対する腹腔鏡下緊急手術

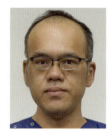

金城洋介 (きんじょう・ようすけ)
姫路医療センター消化器外科 医長

2003年　滋賀医科大学卒業，京都警察病院外科
2004年　京都大学医学部附属病院外科
2005年　大阪府済生会泉尾病院外科
2009年　京都大学消化管外科
2013年　公立豊岡病院外科
2016年　現職

手術のポイント

- 穿孔部位は1箇所・上部消化管だけと最初から決めつけず，腹腔内を十分に洗浄しつつ全体を観察する。
- 術中所見，患者の状態・併存疾患などを考慮し，適切な術式を選択する必要がある。
- 若手医師が執刀することが多く，基本的手技，特に縫合・結紮は普段からトレーニングしておくとよい。

手術の情報・手術適応

　胃・十二指腸潰瘍穿孔の緊急手術は，腹腔鏡下で行う場合でも，縫合・結紮の手技を身につけていれば必要とされる手技の難易度は他章の術式に比べて高くはない。一方，保存的治療または手術かの治療方針の選択に迷う場合があること，術中所見から術式を選択する必要があること，稀に遭遇する困難症例への対応，重症例の術後管理など，緊急手術に特有の難しさがある。

　『消化性潰瘍診療ガイドライン2020』より，胃・十二指腸潰瘍穿孔の治療適応を示す（**表1**)[1]。保存的治療として絶食＋制酸薬＋抗菌薬＋消化管減圧だけでなく，over-the-scope clip（OTSC）内視鏡治療や，drainage assisted conservative therapy（DACT）などの報告が近年増えており，全身麻酔が困難なハイリスク患者が低侵襲で良い適応となる可能性がある。ただし，保存的治療は経時的に慎重な観察を要するため，ガイドライン[1]で言及されているように，保存的治療に固執して手術の時機を逸する症例がないようにすることが重要である。

本症に対する術式として，単純縫合閉鎖＋大網被覆術は施設間差が少ないと予想される，まさに全国的にベーシックな術式であるが，本章では当科で行っている工夫，および困難例への対応も含めて解説する。

表1 ▶ 消化性潰瘍穿孔の治療適応

手術治療	①発症後時間経過が長い ②腹膜炎が上腹部に限局しない ③腹水が多量である ④胃内容物が大量にある ⑤年齢が70歳以上である ⑥重篤な併存疾患がある ⑦血行動態が安定しない
保存的治療	①24時間以内の発症 ②空腹時の発症 ③重篤な合併症がなく全身状態が安定 ④腹膜刺激症状が上腹部に限局 ⑤腹水貯留が少量の場合

（文献1より改変引用）

手術方法

体位，ポート配置

開脚位とし，術者は患者右側に立ち，助手（スコピストを兼ねている）は患者左側または脚間に立つ。

臍にカメラポートを留置し，ガーゼや針の出し入れが頻繁にあるため術者右手は12mmポートとする。手術の最後に5mmのポート創を利用して横隔膜下ドレーンを留置することが多いため，気腹をする前に左右の肋弓下縁に沿ってマーキングを行う。気腹後に，マーキングよりも尾側に1〜2cm以上ずらしてポートを留置すると，ドレーンが肋弓に当たることによる屈曲や呼吸・体動時の疼痛を減少させることができる。3ポートで手術は施行できるが，必要に応じて助手のアシストポートを追加する（**図1A**）。術者が脚間に立ち，操作ポートを臍の左右に留置してco-axialで行う施設も多く（**図1B**），特に経験の浅い術者はこちらのほうがやりやすい場面が多い。筆者はドレーン留置部位として左手操作ポート創がそのまま利用できること，縫合時に限らず脇を締めて安定して操作がしやすいことから前者の配置を好んで行っている。肝円索の吊り上げは視野展開に有用である。

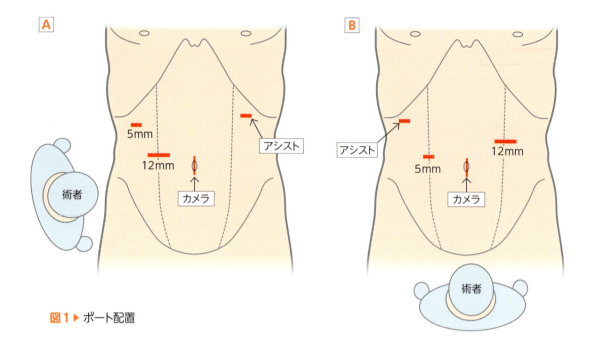

図1 ▶ ポート配置

腹腔内の観察と術式の選択

　穿孔部位と周囲解剖を把握し，可能であれば先に穿孔部位を縫合閉鎖して消化液が漏れ出ない状態にしてから，腹腔内を洗浄しつつ全体の汚染の把握，膿苔除去，必要があれば癒着剥離を行う。

　穿孔部が1箇所で10mm以内であれば，ほとんどの場合は縫合閉鎖が可能である。10mmを超えるような大きな穿孔部の場合，周囲潰瘍部分も脆弱なために縫合閉鎖が難しいことがあり，大網充填術を施行するほうが望ましい。また，潰瘍が多発している場合や，悪性腫瘍の存在や腸管の虚血を疑うなど，縫合不全のリスクが高いと考えられる場合も大網充填術の適応がある。

縫合閉鎖＋大網被覆術（動画1，2）

動画1

動画2

　穿孔部閉鎖は3-0または4-0吸収糸を用いて，穿孔部から十分な距離をとって運針し，全層結節縫合で閉鎖する（図2A，B）。縫合糸を締める際に，潰瘍により脆弱になった周囲組織の損傷が危惧される場合，3-0 barbed suture糸で連続縫合を行うと，1針ずつ慎重に締め具合を確認し微調整できるので有用である（図3A，B）。大網被覆は穿孔部の左右，頭側の3針で結節縫合固定し，必要があれば適宜追加する（図4A）。

十二指腸球部前壁に6mmの穿孔部(矢印)および消化液の漏出を認める。

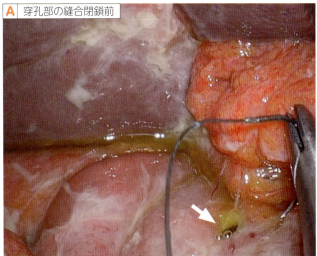

A 穿孔部の縫合閉鎖前

3-0吸収糸を2針かけて穿孔部を結節縫合にて閉鎖している(矢印)。組織の脆弱性に留意し，運針や結紮による損傷を起こさないようにする。

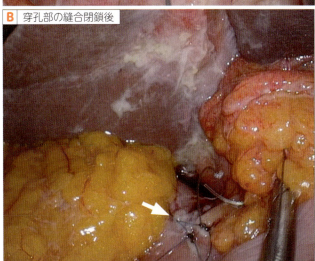

B 穿孔部の縫合閉鎖後

図2 ▶ 縫合閉鎖(全層結節縫合)

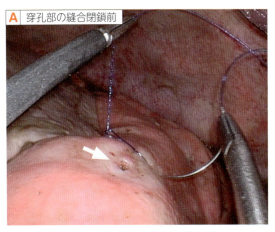

A 穿孔部の縫合閉鎖前

胃体中部前壁に7mmの穿孔部(矢印)を認める。

図3 ▶ 縫合閉鎖(全層連続縫合)

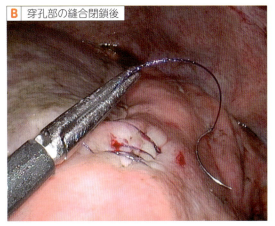

B 穿孔部の縫合閉鎖後

3-0 barbed sutureを用いて穿孔部を連続縫合にて閉鎖している。組織の脆弱な部位を避け，1針ずつ慎重にテンションを確認しながら締めていく。

大網が被覆術に使用できない場合の選択肢（動画3）

動画3

過去に受けた手術で切除されてしまっている場合や，高度の癒着で十分な長さを確保できないなど，大網を被覆・充填に使用できないことがある。また，大網はあっても脆弱で出血しやすいなどの理由で使用を避けることがあり，その場合に代用の被覆組織として肝円索が有用である。既報では十二指腸潰瘍穿孔に対する治療報告が多いが，穿孔部位が胃体部であっても，肝鎌状間膜まで十分に距離をとって肝円索を剥離してあれば，組織は緊張なく胃まで到達する（図4B）。

さらに，大網・肝円索も使えない状況で縫合閉鎖のみでは治癒が期待できない場合には以下の方法が報告されており，覚えておくと役に立つかもしれない[2, 3]。

- 十二指腸のgiant perforation（穿孔部3cm以上）で縫合閉鎖や充填術が困難な場合に，稀に選択されるjejunal serosal patch（穿孔部周囲で空腸の漿膜筋層結節縫合を複数回行って穿孔部を密閉する）
- jejunal pedicled graft（有茎遊離空腸を用いた閉鎖術）
- duodenojejunostomy（穿孔部と空腸を側々吻合する）など

A 大網による被覆	B 肝円索による被覆
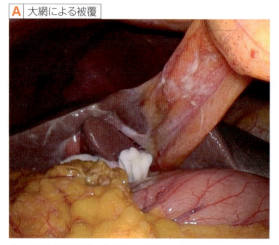	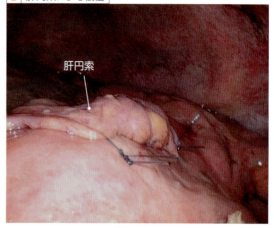
十二指腸球部前壁の穿孔部を大網にて被覆している。穿孔部の左右・頭側の3点で結節縫合し固定する。	胃体中部前壁の穿孔部を授動した肝円索にて被覆している。穿孔部を覆うように3点で結節縫合し固定している。

図4 ▶ 穿孔部の被覆

> **大切なこと**
>
> もし慎重に縫合糸を締めても組織が引きちぎれてしまった場合は，それだけ広い範囲に潰瘍底があり，組織が脆弱であると考えられます。そのような場合は，損傷した部位よりもさらに距離をとり，組織がしっかりとしている部位で運針し直すか，無理をせず大網充填術に切り替えることを検討して下さい。組織を十分にとるため，胃壁を全層で運針したあとに一度穿孔部から針を外に出し，あらためて胃壁を穿孔部から反対側に全層で拾い直すと十分な距離をとりやすくなります。

大網充填術

穿孔部が大きく直接閉鎖を十分に行うことができない場合は，無理をせず大網充填術を行う。充填する大網を持ち上げてシミュレーションしてみて，必要に応じ充填できるサイズに大網のトリミングを行う。結紮した際に大網を引き込めるよう，全層で消化管漿膜面から粘膜面に針をかけて穿孔部から針を出し，引き込む大網，穿孔部反対側の全層を粘膜面から漿膜面に順次運針する（図5A）。さらに脱落防止のため，穿孔部の周辺で消化管壁と大網を吸収糸で結節縫合して固定していく（図5B）。

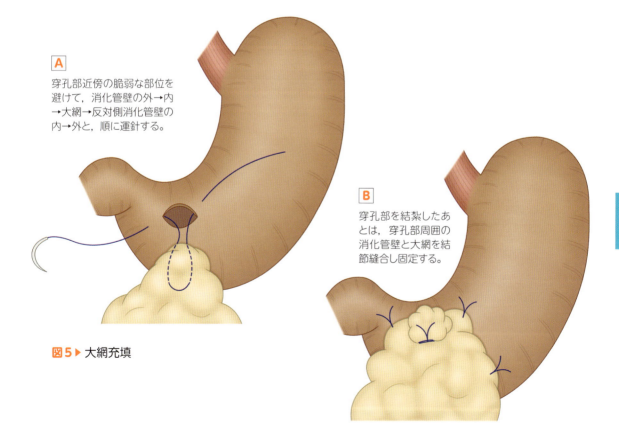

A 穿孔部近傍の脆弱な部位を避けて，消化管壁の外→内→大網→反対側消化管壁の内→外と，順に運針する。

B 穿孔部を結紮したあとは，穿孔部周囲の消化管壁と大網を結節縫合し固定する。

図5 ▶ 大網充填

洗浄ドレナージ

　汚染が一見して上腹部に限局しているように見えても，必ず骨盤底まで汚染が及んでいないか確認し，少なくとも3～5L，発症から経過が長く骨盤内まで汚染が及んでいる場合は10L程度洗浄する。

　当科ではドレーンは，十二指腸～胃前庭部穿孔では右横隔膜下または肝下面に，胃体部正中～体上部寄りの穿孔では左横隔膜下または肝下面に留置している。

困難症例：十二指腸憩室穿孔（動画4，5）

　十二指腸潰瘍穿孔に病態は似ているが，膵液・胆汁を含む消化液が後腹膜側に沿って広がり重篤化しやすい。腹腔鏡下に手術を行うが，膵頭部の脱転を行うため術者以外に助手・スコピストの2名いたほうがよい。

　十二指腸下行脚の憩室穿孔症例を図6A，Bに呈示する。膵頭部を脱転しつつ観察すると，広い範囲で下行脚の漿膜面は菲薄化していた（図7A，B）。穿孔部はpin hole状と考えられたこと，全体的に脆弱であること，Vater乳頭が近接していることから，無理な縫合や憩室切除は行わず，下行脚に広く大網被覆することとした（図7C）。また，遅発性に穿孔や瘢痕狭窄する可能性があることや，同部位で憩室炎を繰り返していた症例であったため，胃空腸バイパス術を追加した（図7D，図8）。

動画4

動画5

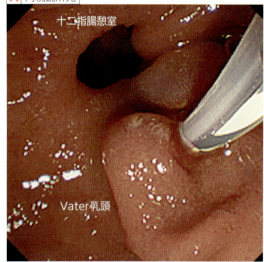

A 内視鏡所見

数年前より上腹部痛を繰り返しており，過去の上部消化管内視鏡検査にてVater乳頭部近傍に十二指腸憩室を認めていた。

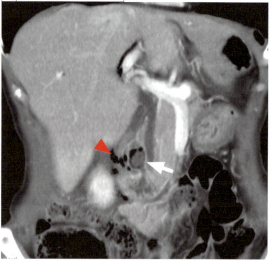

B 造影CT画像（冠状断）

十二指腸下行脚内側に内部に貯留物を伴う憩室（白矢印）と，近傍にfree air（赤矢頭）を認める。総胆管に閉塞を疑う所見はない。

図6AB▶十二指腸憩室穿孔（術前画像）

C 造影CT画像（水平断）	D 造影CT画像（水平断）
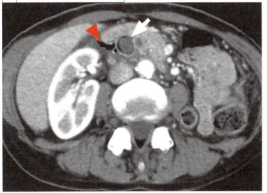	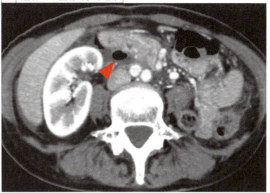
free air（赤矢頭）は憩室（白矢印）の近傍から右腎前方に広がり，周囲の脂肪織濃度上昇を認めた。	free air（赤矢頭）は水平脚近くまで広がり，膿瘍は認めなかった。

図6CD ▶ 十二指腸憩室穿孔（術前画像）

A 十二指腸下行脚の露出	B 膵頭部の脱転
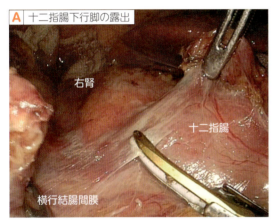	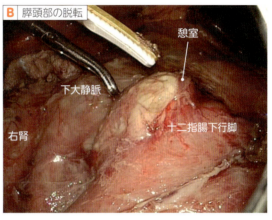
術者は患者左側に立って結腸間膜を血管損傷に注意しながらtake downし，十二指腸を下行脚から水平脚まで広く露出させた。	術者は患者右側に立って膵頭部を授動し，下行脚後壁から突出する憩室を確認した。

C 大網被覆術	D 胃空腸バイパス術
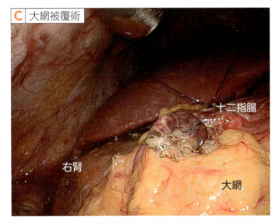	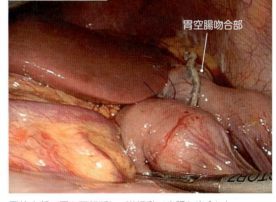
憩室を中心として下行脚全体を大網で被覆し，結節縫合で固定した。	胃体中部で胃を亜離断し，逆蠕動で空腸と吻合した。

図7 ▶ 十二指腸憩室穿孔（術中所見）

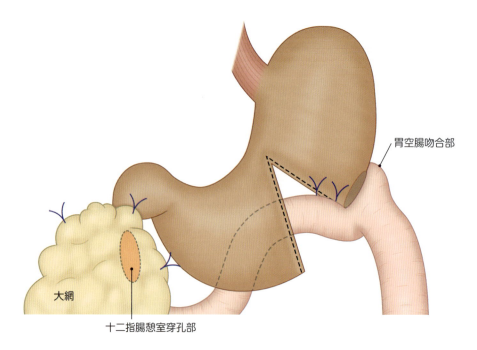

図8 ▶ 十二指腸憩室穿孔（手術終了図）

　本症例は術後速やかに全身状態が改善し，早期に経口摂取・退院可能となった。ただし，ショックバイタルやハイリスク患者では縫合不全を起こす可能性が高いため安易に吻合を追加することはせず，救命を優先した胃・十二指腸・胆道のドレナージを選択すべきであると考える。

手術後について

　イレウスを併発していない場合は，減圧目的の経鼻胃管は必須ではないと考えられる。重症例で胃管を留置した場合も大量に排液されることはほぼなく，術翌日には抜去が可能なことが多い。
　制酸薬と抗菌薬の経静脈投与を行うが，市中発症の消化管穿孔性腹膜炎ではカンジダは消化管常在菌であるため，培養からの検出のみではカンジダ性腹腔内感染の経験的治療は行わない。β-D-グルカン値を参考に，重症腹腔内感染や院内発症ではホスフルコナゾール，フルコナゾール，ミカファンギン，カスポファンギンが経験的治療として投与される。『侵襲性カンジダ症の診断・治療ガイドライン』には，原因カンジダ種が判明している場合の標的治療が示されている[4]。

ドレーンは，飲水・食事開始となる術後3〜4日目に抜去している。術後1週間前後で遅発性の縫合不全が起こることがあり，腹部症状・採血データ・腹部CTにて診断された場合は絶飲食とし，保存的に治療可能かをバイタルサイン，腹膜刺激症状，画像所見などから総合的に判断する。上部消化管内視鏡検査は術後2〜3週程度で施行し，胃癌や *H. pylori* の鑑別，潰瘍部の治癒傾向を確認している。

若手医師の間に必ず身につけておいてほしいこと

緊急手術，特に患者さんの容体が悪化しているときは短時間で様々な決断をすることになります。気持ちが焦り，大事なことを見落としていないか？ 何か他に良い手段があるのではないか？ 手術中もこのように自問自答を繰り返す姿勢を持ち続けて下さい。基本的手技の向上，その場の状況に対応する能力を鍛える良いトレーニングの機会ですので，緊急手術を嫌わずに立ち向かってほしいと思います。

文献

1) 日本消化器病学会，編：消化性潰瘍診療ガイドライン2020．改訂第3版．南江堂，2020.
2) Gupta S, et al：The management of large perforations of duodenal ulcers. BMC Surg. 2005；5：15.
3) Gan TRX, et al：Duodenojejunostomy, an old technique but novel solution for giant duodenal perforations-A report of four cases and review of literature. Surg Case Rep. 2020；3(1)：1-5.
4) 日本医真菌学会：侵襲性カンジダ症の診断・治療ガイドライン．
[https://www.jsmm.org/pulic_comment2-1.pdf]（2024年12月閲覧）

12

腹腔鏡下スリーブ状胃切除術

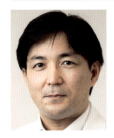

北浜誠一(きたはま・せいいち)
千船病院肥満・糖尿病内分泌センター センター長／糖尿病・減量外科 部長

2002年	京都大学医学部卒業
2008年	亀田総合病院 初期／外科後期臨床研修修了
2009年	横須賀米海軍病院
2010年	Bariatric and other Advanced Laparoscopic Surgery Fellowship Program, Legacy Good Samaritan Hospital
2011年	Michael E. DeBakey Department of Surgery, Minimally Invasive Surgery Fellowship Program, Baylor College of Medicine
2016年	千船病院糖尿病・減量外科
2020年	現職

手術のポイント

- ポート留置時にoptical法を安全に行えることと，カメラポート／左手のポート位置が重要である。
- 切離血管残存側のシーリングが十分に行われていることを確認する。
- 穹窿部後壁の剥離を十分に行い，左横隔膜脚を露出する。
- 前後壁が限りなく均等となるよう，ステープリングと後壁側の確認の仕方が鍵となる。
- 食道に切り込まないことと口側断端の埋没が重要である。

手術の情報・手術適応

　海外と同様に，わが国でも高度肥満症に対する減量・代謝改善手術(bariatric and metabolic surgery；BMS) が増加している[1]。BMSの初回手術として現在，わが国で行われている主な術式として，腹腔鏡下スリーブ状胃切除術 (laparoscopic sleeve gastrectomy；LSG) や，腹腔鏡下スリーブ・バイパス術などがある[2, 3]。また，スリー

ブ術後の最も頻度の高い合併症のひとつである逆流性食道炎や，体重の再増加に対しては，修正手術としてのRoux-en-Y（RY）胃バイパス術が行われている。この中で，現在世界で最も多く行われている術式であるLSGは，シンプルで消化管吻合こそ伴わないが，BMSにおいて重要となる確実な止血，ステープリング，縫合・結紮といった手術手技が高いレベルで要求される術式である。また，わが国で開発されたスリーブ・バイパス術のほか，近年諸外国で盛んに行われているスリーブ・プラス術式の基軸ともなるため，この分野での登竜門と言ってよい術式である。

　胃癌が減少する一方で，BMSの手術適応は拡大を続けており，今後はわが国においても若手上部消化管外科医のトレーニングでは避けて通れない分野になると予想される。手術適応については今後も随時変更が予想されるため，最新のガイドラインを参照しながら，施設における習熟度に応じて徐々に適応を拡大していくことが望ましい。

術前加療

　BMSの準備として術前患者教育が不可欠であり，肥満関連疾患の精査，食事・運動・禁煙・睡眠の改善，個別の実現可能な目標設定が含まれる。

　管理栄養士による栄養指導を行い，基本的な食事管理を身につける。血液検査や体組成分析を通じて栄養状態を評価し，必要に応じてビタミン・ミネラルの欠乏症を是正する。達成可能な術前減量目標の設定，低カロリー食による肝容積の減少，糖尿病管理，飲酒量の正確な把握によりリスク管理を行っておく[4]。

手術方法

術前準備

　全身麻酔後，術中に使用する外径36Fr（12mm）のネラトンカテーテル（ネラトン）を喉頭鏡で確認しながら挿入し，口角から30cm程度の位置で仮固定する。特に重症の睡眠時無呼吸症候群を合併する場合や，体格指数（body mass index；BMI）＞50の超重症肥満を合併する場合は咽頭が狭いことが多く，盲目的にカテーテルを挿入すると梨状窩損傷のリスクを伴うため注意する。食道裂孔ヘルニアがあり胃内へ入りづらいことがあるため，腹腔鏡下に観察しながら進めてもらう。

　また，通常の経鼻胃管は必要がないこと，経鼻体温計は長さが短くてもネラトンの出し入れに伴い胃内へ進んでしまう可能性があることから，同術式ではいっさい用いないように徹底し，麻酔科医・看護師へ周知する。

準備物品

手術ベッドの耐荷重を確認しておく。腹壁が厚く操作位置が高くなるため，ベッドが十分に下がらない場合には踏み台を準備する。慣れるまでは前日に手術室で体位確認のシミュレーションを行っておくことが望ましい。

肝挙上に使用するNathanson Liver Retractorは先端の長い肥満症患者用のもの（図1）があると，腹壁が厚くても留置しやすい。

ポート長はほとんどが10cmまでで対応可能であるが，特に左手用の鉗子やエネルギーデバイスに関しては，長いものも使用できるように準備する必要がある。

体位

BMS用に作成された傾斜のついたクッション（図2）を用いてRamp位とし，脚間に術者が入るように両手出し・開脚位とする。肥満度が高く内臓脂肪が多いほど視野確保のために頭高位とする必要があるが，体位変換により体がずれないように，足底板を用いて自身の両足で体重を分散して受け止められるように固定する。

全身麻酔がかかる前に一度頭高位としてシミュレーションを行い，下肢の関節に無理な力がかからず両脚に均等な力がかかっていること，肩関節や上肢に負担のない姿勢となっていることを患者自身に確認する。筆者は膝関節が屈曲しないように固定し，負荷のかかりやすい踵部分にジェントルシートを挿入し保護している。

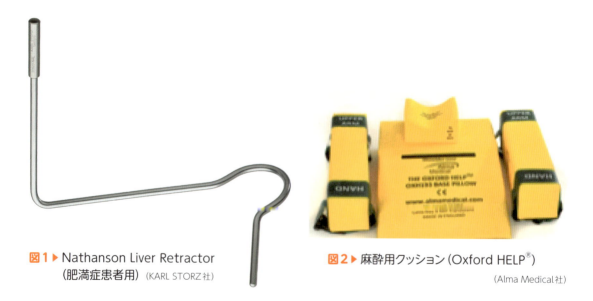

図1 ▶ Nathanson Liver Retractor
（肥満症患者用）（KARL STORZ社）

図2 ▶ 麻酔用クッション（Oxford HELP®）
（Alma Medical社）

ポート配置（図3）

　1stポートはoptical法を用いることが一般的である．Palmer's point（鎖骨中線上の左季肋下1横指）に小切開を置き，0°の硬性鏡を用いて75mmのトロッカーを留置する（動画1）．術前CTで腹壁の厚さを確認し，60mm以上あれば100mmのトロッカーを使用する．また，肝脾腫の有無を確認する．肋骨下縁から離しすぎると，腹膜を貫く際にテンションがかからず挿入が難しくなる．

　外筒の先端が一部でも腹腔内に到達した時点で送気を開始し，すぐに副損傷がないか入念に確認する．気腹によりスペースを確保した上で，再度内筒を挿入してトロッカーを進める．大血管や腸間膜，肝，横隔膜の損傷などが起こりうる手技であり，十分に注意して行う．特に高齢者の場合など，腹壁が極端に脆弱な場合もあるため，慣れるまでは経験者のもとで行うことが望ましい．

　カメラポートは頭高位とし，剣状突起から尾側に16cmの辺り，肝円索付着部のすぐ左側に5mmポートを留置する．

　左側腹部に5mmポートを留置し，助手用のポートとする．ドレーンを留置する場合があるため，肋骨下縁より3cm程度尾側へ離して留置する．

　カメラポートより8cm患者右側で1横指尾側に15mmポートを留置する．体型にもよるが，一般に尾側に留置することで1stステープリングの挿入角度が合わせやすくなる．

　カメラポートより8cm外側で尾側寄りに12mmポートを留置し，左側腹部に5mmポートを挿入する．1stポートの可動性が不良の場合は，食道裂孔の方向へ向けて挿入し直す．

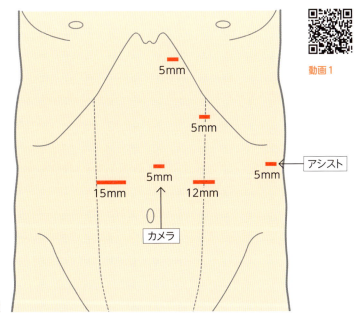

図3 ▶ ポート配置

大切なこと

　本術式の最大のピットフォールは1stポート挿入時の副損傷です。特に高齢者や進行した糖尿病患者さんの場合には，筋肉が薄く視認しづらいことや，組織が脆弱で通常より抵抗が少ないことがあるため，ゆっくりと進めることが大切です。結構深くまでポートが進んでいるのに腹腔内に到達したかどうかわかりづらい場合には，無理に挿入せず，いったん送気して確認します。慣れるまでは，気腹を行うためだけに臍からオープン法で留置する選択肢を持っておくとよいでしょう。

手術視野の確保

　腫大していることの多い肝外側区域をシリコンディスクで保護し，心窩部よりNathanson Liver Retractorを挿入して挙上する。局所麻酔下に試験穿刺を行い，肋軟骨の下縁から1cm程度尾側に，鉛直方向に刺入することがコツである。

大切なこと

　肝外側区域が腫大している場合には，その中央辺りにNathanson Liver Retractorを挿入し，有効に挙上できるようにします。

胃食道接合部と横隔膜脚の授動

　His角周囲のfat padを切除しつつ，胃穹窿部と左横隔膜脚の間を剥離する。短胃動脈を処理することが目的ではなく，左横隔膜脚に沿って剥離する。脾上極辺りまで授動しておくと尾側からの剥離が容易となる。

よくある質問 Q&A

Q：胃体上部後壁側から，穹窿部と横隔膜脚との間を剥離する際に，腹部食道を損傷しないようにするにはどのように操作すればよいでしょうか？

A：デバイスの特徴を把握し，食道に熱損傷を起こさないように注意します。特に，超音波凝固切開装置 (ultrasonically activated devices；USAD) を用いる場合にはactive bladeの向きに気をつけましょう。また，最終ステープリング時に助手が切除側の胃を外側へ牽引しすぎると食道のtentingが起こり，食道胃接合部を挟み込んで難治性縫合不全の原因となりうるため注意が必要です。fat padを切離し，His角をしっかりと見きわめることが大事です。

> **大切なこと**
>
> 原則として食道横隔間膜を温存し,腹部食道を損傷しないよう横隔膜脚との位置関係を確認しながら剥離を行います.助手が胃穹窿部を牽引する際には,脾臓にテンションがかからないように注意しましょう.

胃大弯の血管処理

　大網の切離はバイポーラとUSADを使用し,まず胃体中部から幽門側へ向けて進める.胃に流入する動静脈をバイポーラでプレ凝固(動画2)した上で,胃壁ぎりぎりのところを切離する.助手は小弯血管に触れないようにして胃壁を挙上する.幽門側は,ステープリング開始部位より1cm幽門側(幽門から3cm程度の位置)まで血管処理を行う.

　次に,大弯を胃壁に沿って口側へ切離をする.助手は大網を患者左側に軽く牽引する.この際,シーリングした血管切離縁を把持しないように,かつ強く牽引しすぎないようにすることがポイントとなる.穹窿部に差しかかり視野展開が難しくなってきた段階で,助手が胃体上部後壁を腹側に挙上する(図4A).その上で術者が左手の鉗子で胃体上部後壁を把持し,ポートの方向へ引き抜くようにして展開する(図4B).膵上縁の脂肪組織と胃穹窿部の後壁との間を手前から剥離し,大弯血管処理を行ったラインとつなげる.

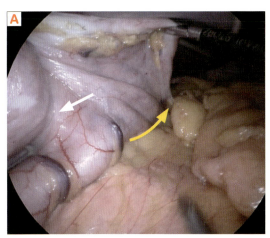 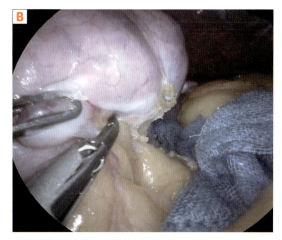

助手は両手で胃体上部から穹窿部を腹側に挙上し,術者は左手で後壁(白矢印のあたり)を把持し牽引する.黄色矢印に沿って剥離を行う.

胃壁に沿って穹窿部の授動を行う.

図4 ▶ 胃体上部後壁の挙上

動画2

この操作では，終盤に近づくほど残りの血管にテンションがかかるため，助手は牽引力を最小限とし，上極枝や脾臓から出血をきたさないように心がける。最後に，胃穹窿部と左横隔膜脚の間を剥離し，先の頭側からの剥離とつなげて胃食道接合部近傍までの血管処理・授動を完了させる。

> **大切なこと**
>
> 　内臓脂肪型の高度肥満症患者さんでは，大網は厚く血管周囲に豊富な脂肪組織が付着しており，強い重力がかかっています。そのため，助手が不用意に腹側へ牽引すると，切離した近傍のまだつながっている血管に強い力がかかり，破綻して出血することになります。組織自体が脆弱であることも多いため，牽引の力は最小限とし，取り回しをゆっくりと行いましょう。

胃切離

　切離操作に入る前に，ネラトンを胃内へ挿入し，十分に吸引する。胃管径の目安となるネラトンを前庭部へ挿入した状態でステープリングを開始する。この際，ネラトンは胃角小弯に沿って挿入され，先端が胃壁を強く押していないことを確認する（図5）。

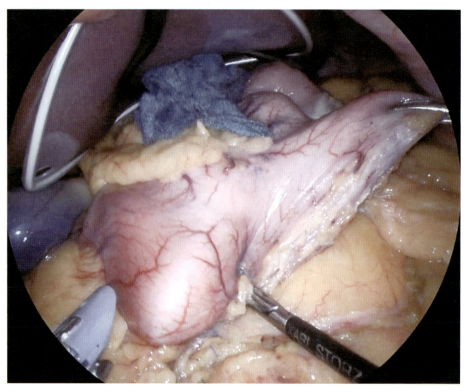

図5 ▶ ネラトンの位置の確認

通常は2本目までを患者右側ポートから，3本目からは患者左側ポートからステープリングを行う。胃壁は幽門に近づくほど厚いが，腸鉗子で切離予定部を把持し，適切なステープル高を選択する。最もステープル高の高い黒のカートリッジを常備しておく。特に胃内バルーンや糖尿病の既往がある場合は，線維化による壁肥厚を伴うことがあるため注意する。

　1本目は幽門輪より4cm程度の部位から胃切除を開始する。胃管径は挿入したネラトンチューブから1cm程度離すことを目安とするが，筆者は胃角部では15～20mm程度離している。

　胃管狭窄を起こさないようにするため，特に最初の2本のステープリングが重要となる。まず，リニアステープラーで胃を把持し，胃角部でブジーより15mm程度離すようにして入念に前壁側の胃管幅を確認する（図6）。小弯の脂肪が厚い場合など，静止状態で距離感がわかりにくい場合には，ステープラーのシャフトを腹側・背側に振りながら動かすことで正確な距離を把握する。

　次に，胃を腹側に挙上し，後壁側の胃管幅の確認を行う。助手の鉗子でネラトンとの距離および平行性を確認する（図7，動画3）。

　3～5本目は患者左側ポートから挿入し，His角から1cm離れた噴門部を目標としてステープリングを行う。穹窿部では後壁側が余りやすいため，背側に遺残がないかを十分に確認する（動画4）。

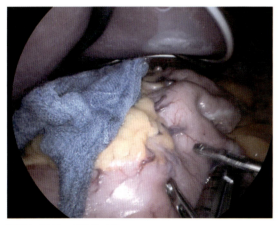

図6 ▶ ステープリング

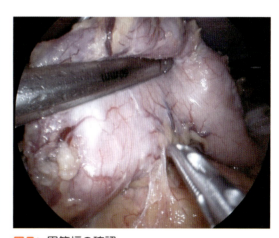

図7 ▶ 胃管幅の確認

動画3

動画4

> **大切なこと**
> 1本目のステープリングがしっかりと前・後壁均一にとれると，その後はスムーズに運ぶことが多いです．特に，低身長の症例ではワーキングスペースが狭いため，患者右側のポートを十分に尾側へ留置することが鍵となります．また，2本目で胃角部の狭窄をきたす可能性が最も高いため，後壁の確認操作を十分に行います．

> **よくある質問 Q&A**
> Q：ステープルの角度が胃の角度とうまく合わない場合はどうすればよいでしょうか？
> A：ステープルの方向はポート位置により規定されているので，"move the ground" の考え方で胃の位置を動かして合わせるようにします．

胃切離断端の縫合

動画5

　口側ステープル断端を2-0非吸収糸で埋没し，続いて連続縫合で漿膜筋層縫合を行い，ステープルラインを補強する（**動画5**）．ステープルラインから離れすぎたり，ピッチが長すぎたりすると狭窄の原因となることがあるため注意する．腹壁が厚いほど鉗子操作にトルクがかかり縫合が難しくなるため，助手やスコピストとの連携が鍵になる．

> **大切なこと**
> ステープリング終了後に胃管の全体像を観察し，太さに偏りがないか確認します．太いところはステープラーから少し離して縫合します．縫合糸により胃壁が裂けないように，しっかり縫いしろをとって運針を行います．角度的に運針が難しい場合には，左手で縫合する組織を動かすとよいでしょう．

胃摘出とトロッカー創の閉創

　15mmポート創を鈍的に少し拡張して胃を取り出したあと，15mmポート創は2針，12mmポート創は1針，筋膜クローサーを使用して0号吸収糸で閉鎖する．

術中内視鏡

　助手が十二指腸球部を圧迫し，空気が流れていかないようにしながら術中内視鏡を行う．特に胃角部での狭窄やステープルラインからの出血，エアリークがないかを確認する．また，ステープルラインがらせん状になる場合など，ファイバーは通過するが食事

は通らない生理的狭窄という合併症があるため，ステープルラインの走行にも注意して観察を行う。

大切なこと

術者自身で内視鏡を行うと，腹腔鏡所見のみでは気づきにくい細かな内径の差を感じとることができるため，筆者は極力自分で内視鏡を行うようにしています。

手術後について

近年，様々な外科領域で術後回復促進プログラム (enhanced recovery after surgery；ERAS)[5] が導入され，術後在院日数の短縮や合併症発生率の減少が報告されている。当科でもERASを導入し，良好な成績を得られている[4]が，高度肥満症患者は生理的予備能が低く，一度合併症が起きると五月雨式に複数の合併症を併発し，リカバリーに難渋するリスクを孕んでいるため，術後合併症を最小限にするようにあらゆる努力を行うことが鍵となる。当院では，術中からの疼痛・嘔気コントロール，早期離床，インセンティブスパイロメトリーを用いた呼吸訓練，当日中の早期離床などを徹底している。

若手医師の間に必ず身につけておいてほしいこと

高度肥満症患者さんに対する周術期全身管理を経験し，トロッカーの留置法，エネルギーデバイスの使用法，ステープリング，内視鏡下縫合結紮など腹腔鏡手術の応用手技を習得することが，消化器外科医としての総合力を磨いていきます。

文献

1) 太田正之，他：本邦における減量・代謝改善手術の現況．日消誌．2022；119(10)：871-80．
2) 笠間和典，他：手術手技 重症肥満に対する腹腔鏡下袖状胃切除術．臨外．2007；62(13)：1777-82．
3) 北浜誠一：腹腔鏡下スリーブ・バイパス術．手術．2023；77(4)：459-65．
4) 北浜誠一：減量・代謝改善手術における周術期運動栄養療法．消外．2024；47(2)：203-10．
5) Visioni A，et al：Enhanced Recovery After Surgery for Noncolorectal Surgery?：A Systematic Review and Meta-analysis of Major Abdominal Surgery．Ann Surg．2018；267(1)：57-65．

13

腹腔鏡下胃空腸吻合術

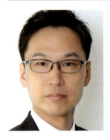

吉田真也 (よしだ・しんや)
大阪赤十字病院消化器外科 医長

2011年	京都大学医学部卒業，独立行政法人神戸市民病院機構西神戸医療センター 初期研修医
2013年	西神戸医療センター外科・消化器外科 後期研修医
2016年	赤穂市民病院外科
2018年	京都大学消化管外科 大学院生
2022年	現職

手術のポイント

- 緩和的あるいは術前化学療法に備え，経口摂取が可能となることを期待して選択されることが多く，本術式が最適であるか十分に検討する。
- 胃の不完全離断では，小弯側に約1cm程度の孔が残るようにする。
- 食事の通過が良い，自然なできあがりをイメージして吻合する。

手術の情報・手術適応

　胃空腸吻合術は，切除不能の幽門癌に対して，1881年にBillrothの弟子であるWölflerによって世界で初めて実施されたとされている[1]。本法では，胃内容物の停滞により食事摂取が困難となることも多かったため，間置的胃空腸吻合術が1925年にDevineにより報告された[2]。本法は胃を完全離断するため，断端縫合不全や出血・破裂が危惧され，さらに，完全離断した遠位側に内視鏡的なアプローチが困難となるデメリットがあった。そこで，近年では胃の小弯側に2〜3cm程度の孔を残して大弯側から不完全離断する胃空腸吻合術（Devine変法）が実施されるようになった[3]。

胃空腸吻合術は，主に胃排出路閉塞をきたした患者に実施される．胃排出路閉塞の原因疾患としては胃癌が最も多く，ついで膵癌がある．良性疾患では消化性潰瘍や急性膵炎の合併症として，胃排出路閉塞をきたす場合がある．いずれも原因となる病変部を切除することが根本的な治療となるが，切除が困難な場合に胃空腸吻合が行われる．手術を計画する場合は，必要に応じて術前に経鼻胃管を挿入して胃の減圧を実施する．

　本章では実際の手術として，腹腔鏡下胃空腸吻合術を取り上げる．その中でも術後の胃内容物排泄遅延が少ないとされる，胃を不完全離断した胃空腸吻合術（Devine 変法）を解説する．

手術方法

準備（体位，ポート配置）

　患者を仰臥位・開脚位とし，腹腔鏡下胃切除術に準じて 図1 のようにポートを挿入する．胃の病変を観察し，離断ができるかを確認する．さらに，Treitz 靱帯から空腸をたどり，問題なく挙上可能であることを確認しておく．手術台をローテーションさせて，頭高位として手術操作を行う．

大切なこと

> 悪性疾患では播種などにより小腸間膜が短縮し，安全な胃空腸吻合が困難なことがあります．腫瘍の広がりによっては不完全離断が困難な場合もあるため，安全に実施可能かどうかを手術開始時に判断することが重要です．

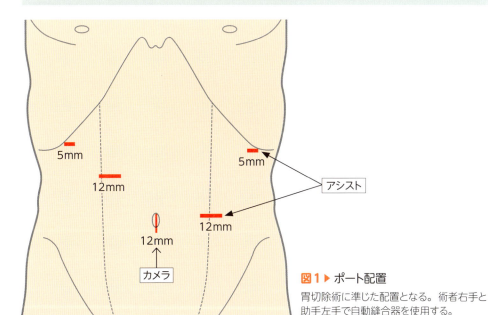

図1 ▶ ポート配置
胃切除術に準じた配置となる．術者右手と助手左手で自動縫合器を使用する．

大弯側胃壁処理と胃切離（動画1）

動画1

あらかじめ胃切離予定部の直動脈を数本処理し（図2A），胃の切離ラインをマーキングする（図2B）。胃切離ラインは，噴門部と吻合部が坐位や立位をとったときにストレートになるように設定する（腫瘍の影響でできない際には，腫瘍にかからない正常胃壁の可及的肛門側とする）。

切離ラインに沿って，助手左手から自動縫合器を挿入し，胃壁に直行するように，通常は60mmの自動縫合器1発で胃を不完全離断する（図2C）。筆者らは，不完全離断で残る小弯側の孔は完全閉塞にならない程度の1cmくらいを目安にしている。60mmの自動縫合器1発で離断が不十分な場合は，45mmの自動縫合器を追加して離断する。

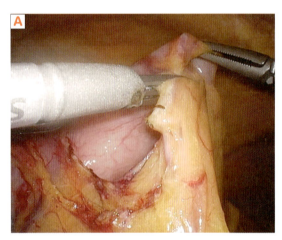
切離予定部の大弯直動脈を切離する。

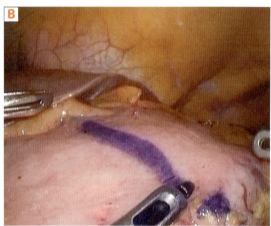
胃の切離ラインをマーキングする。

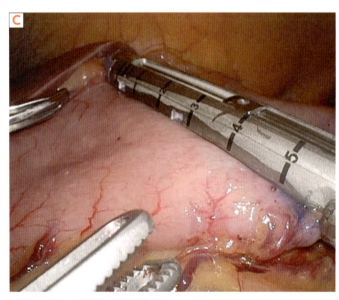
自動縫合器にて胃を不完全離断する。

図2 ▶ 胃切離

胃空腸吻合（動画2）

　Treitz靱帯から約20cmの空腸を吻合する．空腸にマーキングしたあとに，腸間膜対側に電気メスで小切開を置く（図3A）．離断した胃の口側大弯側のステープルラインを切離して小孔を開ける．45mmの自動縫合器を術者右手から挿入し，胃と空腸を前結腸経路で側々吻合する（図3B）．順蠕動と逆蠕動の吻合いずれの方法でもよいが，できあがりが自然な形になる方向をイメージする．

　60mmの自動縫合器を用いて，共通孔を閉鎖する（図3C）．筆者らは，通常は共通孔の中央を1針縫合し，共通孔の左右端を術者左手および助手右手で挙上して，最小限の切除となるようにしている．

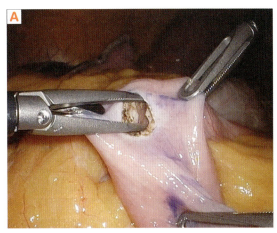

空腸を切開する．

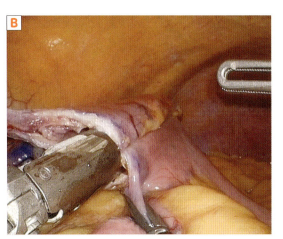

胃大弯と空腸を吻合する．自然なできあがりをイメージして順蠕動または逆蠕動を選択する（図は順蠕動）．

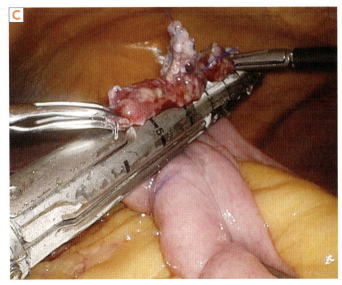

胃空腸吻合の共通孔を自動縫合器で閉鎖する．

動画2

図3 ▶ 胃空腸吻合

> **大切なこと**
> - 筆者らはBraun吻合を追加していないため，輸入脚は可能な範囲で短くし，輸入脚症候群を予防するようにしています。
> - 順蠕動では，共通孔を自動縫合器で閉鎖する際に流出路が狭くならないよう注意が必要です。また，Petersen孔の閉鎖を実施し，Petersenヘルニアを予防します。
> - 逆蠕動では，Petersen孔は閉鎖困難ですが，胃切除術後のBillroth-Ⅱ法再建に比べてPetersenヘルニアのリスクは低いと考えています。

空腸の吊り上げ固定（動画3）

動画3

　吻合部口側の空腸（輸入脚）を，胃大弯側に非吸収糸で2針程度縫合して固定する（図4）。Petersen孔を非吸収糸で連続縫合して閉鎖する。最後に，流出路である吻合部肛門側の空腸（輸出脚）がねじれないよう直線化して手術を終了する。

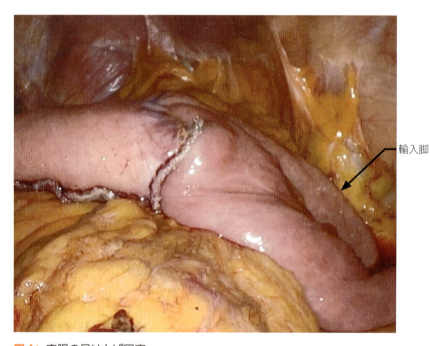

図4 ▶ 空腸の吊り上げ固定
輸入脚を吊り上げるようにして胃壁に縫合固定する（図は順蠕動）。

大切なこと

- 輸入脚を胃壁に縫合して吊り上げ固定することで，輸出脚への自然な流れを形成します。
- 輸入脚の吊り上げ角度を急峻にするために，縫合糸をかける際には胃側の距離を多めにとることを意識しましょう。

手術後について

　胃切除術に準ずる。可能であれば術後透視検査を行い，通過の流れを確認する。本術式のようなBillroth-Ⅱ法風の吻合であっても，吻合部潰瘍をきたす可能性があるため，プロトンポンプ阻害薬を投与する。

若手医師の間に必ず身につけておいてほしいこと

　胃空腸吻合術は切除不能の悪性腫瘍で，通過障害のために食事が取れない患者さんが対象になります。術前状態の良くない患者さんに実施することもあるため，手術を安全に実施することが重要になります。手技自体は複雑ではないため，レジデント時代に執刀することもあるでしょう。安全に不完全離断が実施可能かどうかなど，上級医と十分議論するようにしましょう。

　本術式の手技は他の手術でも応用可能ですので，1つひとつの手技がしっかりとできるように研鑽を積んでいけば，高難度の手術にも対応できる実力が磨かれていくと思います。

文献

1) 荒井邦佳：歴史と変遷．胃外科のすべて．胃外科・術後障害研究会，編．メジカルレビュー社，2014，p12-24.
2) Devine HB：Basic principles and supreme difficulties in gastric surgery．Surg Gynecol Obstet. 1925；40：1-16.
3) Kaminishi M, et al：Stomach-partitioning gastrojejunostomy for unresectable gastric carcinoma．Arch Surg. 1997；132(2)：184-7.

索 引

数 字
3D再構成 11

欧 文

A
anterior superior pancreaticoduodenal vein；
ASPDV 27

B
bariatric and metabolic surgery；BMS 158
BillrothI法 102
body mass index（BMI） 159
brownish area 9
bursectomy 17

C
Collard変法 64
CT検査 11, 32

D
D2郭清 112
D2＋No.10リンパ節郭清 114
drainage assisted conservative therapy（DACT） 149

E
endoscopic ultrasonography；EUS 31
——fine needle aspiration；EUS-FNA 31
enhanced recovery after surgery；ERAS 167
esophagus jejunum delta；EJ-delta 107, 118, 120

F
functional end-to-end anastomosis；FEEA 118

G
gastrointestinal stromal tumor；GIST 31, 125, 139
Gerota筋膜 100, 114

I
indocyanine green；ICG 12, 86
infracardiac bursa；ICB 70
infra-pyloric artery；IPA 27
infra-pyloric vein；IPV 27

K
Kocher授動 17, 102

L
laparoscopic sleeve gastrectomy；LSG 158
left gastric vein；LGV 24
lift-and-cut法 140
long/short pitch切開 40

M
McKeown esophagectomy 49
middle thoracic esophagus；Mt 59
MRI検査 34

N
narrow band imaging（NBI）観察 9

O
optical法 50, 72, 161
over-the-scope clip（OTSC） 148
overwhelming postsplenectomy infection；OPSI 117

P
PET-CT検査 12, 34
Petersen孔の閉鎖 172
Petersenヘルニア 172
pink color sign 9
posterior gastric artery；PGA 26
proton pump inhibitor；PPI 90
proximal gastrectomy；PG 125

R
robotic total gastrectomy；RTG 107
Roeder's knot変法 76
Roux-en-Y（RY）胃バイパス術 159
Roux-en-Y法 118

S
Siewert分類 16
splenic artery；SA 25
squamous cell carcinoma；SCC 12

T
Toldtの癒合筋膜 17
Treitz靱帯 22

U
upper thoracic esophagus；Ut 62

和 文

あ
アセトアミノフェン 105

い
インストゥルメントホッピング 108, 114
インドシアニングリーン 86
——試験 12
胃角部 15
胃管作成 64, 69, 86
胃管肺瘻形成予防 73

胃癌の深達度 32
胃空腸バイパス術 154
胃空腸吻合 171
　──術（Devine変法） 168
胃周囲の神経解剖 28
胃・十二指腸潰瘍穿孔 148
胃膵ひだ 110, 112
胃切除術後食 90
胃切離 86, 102, 127, 164, 170
胃全摘術 106
胃大弯側小孔 103
胃粘膜下腫瘍 139
胃の解剖 15
胃の授動 108
胃の発生 18
胃の反転 110
胃排出路閉塞 169
胃脾間膜の処理 68
胃部分切除術 139
胃壁全層切開 74

う

右胃動脈 28
右上縦隔郭清 57
右反回神経 8
　──周囲郭清 58

え

襟状切開 62

お

オーバーラップ法 72, 118
オープン法 162
横隔膜脚 22
横行結腸間膜 20

か

カウンタートラクション 85
カンジダ 156
下縦隔郭清 70
下肺静脈 4
拡大内視鏡分類 10
肝円索 126, 152
肝外側区域 126
肝外側区の脱転 82
肝機能障害 12
肝左葉の挙上 93

き

キャビテーション 40
気管支動脈 5
気管分岐部郭清 54
機能的端々吻合 118

逆蠕動 172
逆流性食道炎 136, 159
穹窿部 15
胸管 7
胸腔内SO-EG再建 86
胸腔内食道胃管吻合 72
胸骨後経路再建 49
胸部下部食道癌 67
胸部上部食道 62
胸部中部食道 59
胸壁前経路再建 49
共通孔の閉鎖 76, 88

く

空腸再建 49

け

経（右）胸腔アプローチ 80
経右胸腔食道切除 49
経食道裂孔アプローチ 80
経腸栄養 65
経裂孔的下縦隔郭清 82
頚部郭清 7, 62
頚部の解剖 6
頚部吻合 49
血液検査 12
楔状切除 144
減量・代謝改善手術 158

こ

後胃動脈 26
交感神経 7
　──心臓枝 60
抗菌薬 156
甲状腺機能 12
高度肥満症患者 164, 167

さ

サルコペニア 12
左胃静脈 24
左下横隔動脈 26
左頚胸境界部郭清 61
左上縦隔郭清 59
左上縦隔の授動 55
左反回神経 8
　──周囲郭清 60
　──麻痺 56
再建（胃全摘術後の） 118

し

ジュール熱 36
自動縫合器 43
縦隔胸膜の切開 51

十二指腸憩室穿孔　154
十二指腸側小孔　103
十二指腸の切離　94
術後回復促進プログラム　167
順蠕動　172
消化管間質腫瘍　31, 125, 139
消化管穿孔性腹膜炎　156
消化性潰瘍穿孔　149
漿膜筋層切開　141, 144
漿膜筋層吻合　87
漿膜筋層縫合　72, 142, 166
小弯処理　69
小弯側リンパ節郭清　129
上縦隔郭清　55, 79
上縦隔の解剖　4
上十二指腸動脈　28
上部消化管内視鏡検査　9, 29
食道亜全摘術（胸腔内吻合）　67
食道亜全摘術（頚部吻合）　72
食道胃管（SO-EG）再建　81
食道胃管吻合　74
食道胃接合部　2, 16, 20
　──癌　67, 80
　──腺癌　125
食道横隔間膜　163
食道癌　9, 49
　──手術　7
食道間膜　8
食道気管筋束　3
食道空腸デルタ吻合　107, 118, 120
食道空腸吻合　118
食道残胃吻合法　132
食道周囲の剥離　132
食道切離　59, 73, 85, 87, 132
食道の基本解剖　3
食道背側授動　51
食道表在癌　9
食道噴門枝　26
食道裂孔　21
　──ヘルニア予防　78, 120
食道瘻　79
審査腹腔鏡検査　34
心臓下包　70
心嚢　4
　──腔　4
　──面剥離　52
深達度診断　10

す
ステープリング　87, 93, 165
膵液瘻　117
膵上縁郭清　97, 111
膵上縁リンパ節郭清　100, 130
膵切離　116
膵臓転がし　98
膵脾合併切除　107

せ
制酸薬　156
正中弓状靱帯　23
洗浄細胞診　93
洗浄ドレナージ　154
前上膵十二指腸静脈　27

そ
疎性結合組織　97
早期胃癌　125

た
ダブルトラクト法　134
ダンピング　136
大網枝　94
大網充填術　150, 153
大網の切離　94
大網被覆術　150
大弯血管処理　163
大弯側胃壁処理　170
大弯側の処理　68
短胃動脈　26
端側吻合　64

ち
遅発性出血　38
中下縦隔の解剖　5
中頚筋膜　63
超音波凝固切開装置　39
超音波内視鏡下穿刺吸引術　31
超音波内視鏡ガイド下生検　139
超音波内視鏡検査　31
腸管穿孔　38
腸間瞼化　97
腸瘻造設　78

て
デルタ吻合　102

と
ドリリング　40

な
内ヘルニア　89

に
西分類　16

の

膿胸 79

は

バジング 38
肺炎 12
反回神経 7
　── 麻痺 61

ひ

脾温存 114
脾上極 127
脾臓下極枝 94
脾摘 107, 116
　── 後重症感染症 117
脾動脈 25

ふ

プロトンポンプ阻害薬 90, 173
腹部食道癌 67
腹腔鏡下胃空腸吻合術 169
腹腔鏡下胃部分切除術 139
腹腔鏡下スリーブ状胃切除術 158
腹腔鏡下スリーブ・バイパス術 158
腹腔動脈 23
吻合部気管瘻 79
吻合部の被覆 78
噴門側胃切除術 81, 125
分水嶺 94

へ

β-D-グルカン値 156
ベッセルシーリングシステム 42
扁平上皮癌 12

ほ

縫合不全 79
　遅発性── 38
縫合閉鎖 150
放電熱 36

む

無血管野 94

め

迷走神経 6
　── 腹腔枝 29

も

モノポーラ電気メス 36
網嚢切除 17

ゆ

癒合不全帯 20
癒着剥離 127, 150
輸出脚 172
幽門下静脈 27
幽門下動脈 27
幽門側胃切除術 92

よ

ヨード染色 9
余剰胃管の切離 87
予防的抗菌薬 90

り

リンパ節
　No.1　101
　No.3　101
　No.3a　86
　No.4sb　94, 127
　No.6　19, 94, 97
　No.8a　99
　No.10　107, 114
　No.11p　100, 111
　No.12a　99
　No.101　7
　No.101L　49, 64
　No.101R　64
　No.104　7, 8, 62
　No.109L　60
　No.109R　54
　No.110　83
　No.111　53, 83
　No.112aoA　52, 83
　No.112pulL　60
リンパ節転移 12, 33
リンパ節領域と被覆 19
リンフォースカートリッジ 129

ろ

ロボット支援胃全摘術 107

監修

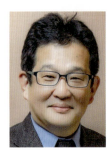

波多野悦朗（はたの・えつろう）
京都大学肝胆膵・移植外科／小児外科 教授

- 1989年　京都大学医学部医学科卒業
- 1989年　京都大学医学部附属病院，高山赤十字病院
- 1990年　和歌山赤十字病院
- 1998年　University of North Carolina at Chapel Hill
- 2000年　京都大学医学研究科消化器外科 医員
- 2002年　京都大学医学研究科消化器外科 助手
- 2010年　京都大学肝胆膵・移植外科 講師
- 2014年　京都大学肝胆膵・移植外科 准教授
- 2016年　兵庫医科大学外科学講座・肝胆膵外科 教授
- 2019年　兵庫医科大学外科学講座・肝胆膵外科 主任教授
- 2021年　京都大学肝胆膵・移植外科／小児外科 教授

編者

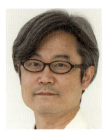

小濵和貴（おばま・かずたか）
京都大学消化管外科 教授

- 1995年　京都大学医学部卒業
- 2002年　東京大学医科学研究所ヒトゲノム解析センター 研究生
- 2006年　三菱京都病院外科 医長
- 2007年　京都大学消化管外科 助教
- 2010年　韓国ヨンセイ大学外科 臨床フェロー
- 2011年　京都大学消化管外科 講師
- 2013年　京都市立病院外科 副部長
- 2016年　京都大学消化管外科 准教授
- 2021年　現職

編著者

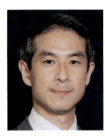

久森重夫（ひさもり・しげお）
京都大学消化管外科 講師

- 2000年　徳島大学医学部医学科卒業，天理よろづ相談所病院 ジュニアレジデント
- 2002年　天理よろづ相談所病院 腹部一般外科 シニアレジデント
- 2006年　京都大学消化管外科 大学院
- 2009年　米国スタンフォード大学幹細胞再生医学研究所 ポストドクトラルフェロー
- 2012年　京都大学消化管外科 医員
- 2013年　京都大学消化管外科 病院助教
- 2016年　京都大学消化管外科 助教
- 2020年　京都大学消化管外科 病院講師
- 2022年　現職

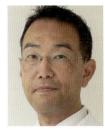

角田　茂（つのだ・しげる）
京都大学消化管外科 講師

- 1998年　京都大学医学部卒業，京都大学医学部附属病院外科
- 1999年　滋賀県立成人病センター（現・滋賀県立総合病院）外科
- 2002年　静岡市立静岡病院外科
- 2004年　京都大学消化管外科
- 2006年　王立アデレード病院食道胃外科 フェロー
- 2008年　京都大学大学院修了，市立長浜病院外科
- 2010年　京都大学消化管外科 医員
- 2011年　京都大学消化管外科 助教
- 2016年　現職

■ 外科レジデントのための
上部消化管のベーシック手術

定価 (本体 6,200円＋税)
2025年 1月17日　第1版

編　者　小濵和貴
発行者　梅澤俊彦
発行所　日本医事新報社　www.jmedj.co.jp
　　　　〒101-8718　東京都千代田区神田駿河台2-9
　　　　電話 (販売) 03-3292-1555　(編集) 03-3292-1557
　　　　振替口座　00100-3-25171
印　刷　ラン印刷社

© Kazutaka Obama 2025 Printed in Japan
ISBN978-4-7849-1360-2 C3047 ￥6200E

本書の複製権・翻訳権・上映権・譲渡権・公衆送信権 (送信可能化権を含む) は (株) 日本医事新報社が保有します。

JCOPY 〈(社) 出版者著作権管理機構 委託出版物〉
本書の無断複写は著作権法上での例外を除き禁じられています。複写される場合は，そのつど事前に，(社) 出版者
著作権管理機構 (電話 03-5244-5088, FAX 03-5244-5089, e-mail:info@jcopy.or.jp) の許諾を得てください。

電子版のご利用方法

巻末袋とじに記載された**シリアルナンバー**を下記手順にしたがい登録することで，本書の電子版を利用することができます。

❶ 日本医事新報社Webサイトより会員登録（無料）をお願いいたします。

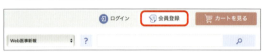

会員登録の手順は弊社Webサイトの
Web医事新報かんたん登録ガイドを
ご覧ください。
https://www.jmedj.co.jp/files/news/20191001_guide.pdf

（既に会員登録をしている方は❷にお進みください）

❷ ログインして「マイページ」に移動してください。

❸ 「未登録タイトル（SN登録）」をクリック。

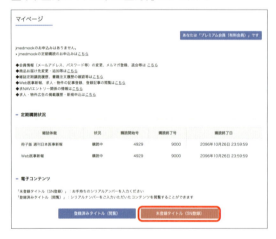

❹ 該当する書籍名を検索窓に入力し検索。

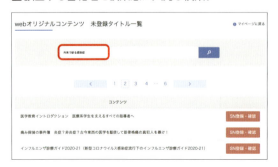

❺ 該当書籍名の右横にある「SN登録・確認」ボタンをクリック。

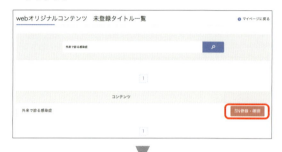

❻ 袋とじに記載されたシリアルナンバーを入力の上，送信。

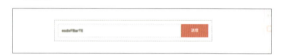

❼ 「閉じる」ボタンをクリック。

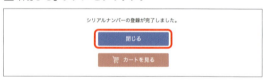

❽ 登録作業が完了し，❹の検索画面に戻ります。

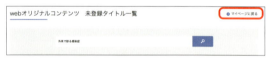

【該当書籍の閲覧画面への遷移方法】
① 上記画面右上の「マイページに戻る」をクリック
　➡❸の画面で「登録済みタイトル（閲覧）」を選択
　➡検索画面で書名検索➡該当書籍右横「閲覧する」
　ボタンをクリック
　または
② 「**書籍連動電子版一覧・検索**」*ページに移動して，
　書名検索で該当書籍を検索➡書影下の
　「電子版を読む」ボタンをクリック
https://www.jmedj.co.jp/premium/page6606/

＊「電子コンテンツ」Topページの「電子版付きの書籍を
　購入・利用される方はコチラ」からも遷移できます。